U0198665

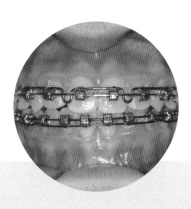

实用正畸弓丝临床应用图谱

Atlas of Practical Archwire
in Clinical Orthodontics

武广增 /主 编

洪 宝 唐建华 /副主编

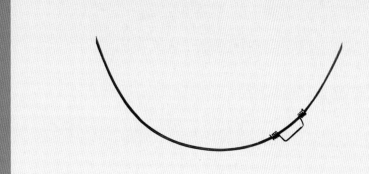

北方联合出版传媒（集团）股份有限公司
辽宁科学技术出版社
沈阳

图文编辑

杨 帆 刘 娜 张 浩 刘玉卿 肖 艳 刘 菲 康 鹤 王静雅 纪凤薇 杨 洋

图书在版编目（CIP）数据

实用正畸弓丝临床应用图谱 / 武广增主编. —沈阳：辽宁
科学技术出版社，2023.1
ISBN 978-7-5591-2497-5

Ⅰ. ①实⋯ Ⅱ. ①武⋯ Ⅲ. ①口腔正畸学—矫治器—图
谱 Ⅳ. ①R783.508-64

中国版本图书馆CIP数据核字（2022）第066088号

出版发行：辽宁科学技术出版社
　　　　　（地址：沈阳市和平区十一纬路25号　邮编：110003）
印 刷 者：凸版艺彩（东莞）印刷有限公司
经 销 者：各地新华书店
幅面尺寸：210mm×285mm
印　　张：13.25
插　　页：4
字　　数：260千字
出版时间：2023年1月第1版
印刷时间：2023年1月第1次印刷
策划编辑：陈　刚
责任编辑：苏　阳
封面设计：袁　舒
版式设计：袁　舒
责任校对：李　霞

书　　号：ISBN 978-7-5591-2497-5
定　　价：198.00元

投稿热线：024-23280336
邮购热线：024-23280336
E-mail:cyclonechen@126.com
http://www.lnkj.com.cn

Editorial Committee

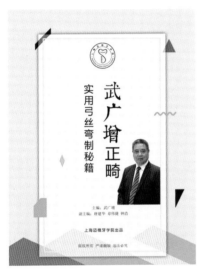

图1-1

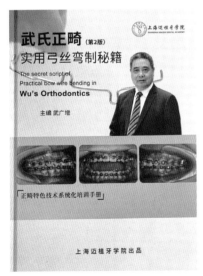

图1-2

2019年3月及2021年3月我带领上海迈植牙学院正畸教学团队，先后编写了《武广增正畸实用弓丝弯制秘籍》及《武氏正畸实用弓丝弯制秘籍（第2版）》（图1-1，图1-2），这两本"秘籍"在上海迈植牙学院数届正畸特色技术系统班作为学员弯制正畸弓丝实操课程的内部培训资料，着重帮助学员正确理解临床案例中应用的正畸功能曲、正畸粗丝辅弓装置、特色专利技术装置和正畸附件的奥妙。

有书可鉴，对于正畸培训班学员可以有章可循，领悟老师课堂上讲解的弯制正畸弓丝的技巧，提高动手能力和指导临床应用有许多裨益。这两本"秘籍"虽是内部培训资料，但是不胫而走，通过各种途径流传到社会上，在行业内受到数届正畸特色技术系统班学员、进修医生和从事正畸专业医生的喜爱。

辽宁科学技术出版社陈刚副社长闻讯后，鼓励我将这两本深受正畸医生、正畸特色技术系统班学员喜爱的内部培训资料进行整理和修订，汇编成一本图书正式出版发行。

有鉴于此，我不顾才疏学浅，在上述两本正畸弓丝弯制内部培训资料的基础上，带领武广增正畸教学团队和学生一起，努力收集了近年来上海临床矫治患者中应用特色正畸弓丝的案例、应用正畸粗丝辅弓装置的案例和应用正畸功能曲的案例。

精选了一些实用性强、便于正畸医生学习与运用，且疗效显而易见的案例，将这些案例汇编整理成一本新书，命名为《实用正畸弓丝临床应用图谱》。

本书主要介绍临床常用的正畸弓丝、正畸功能曲及正畸粗丝辅弓等特色装置的临床应用，精在讲述正畸案例中应用的细节与疗效。通过多个临床应用案例，从不同角度帮助临床医生理解正畸曲中的奥秘。

更多更详细的正畸弓丝、特色正畸功能曲及正畸辅弓弯制技巧、弯制步骤的内容，读者可翻阅辽宁科学技术出版社2020年7月出版的《实用正畸弓丝弯制技术图谱（第2版）》一书。

序言一

  我是一名从事口腔正畸临床工作近30年的医生了，工作期间参加过各种各样的学习培训，但面对着各类千变万化的错𬌗畸形，仍经常是绞尽脑汁，无从下手。有时候，明明觉得是天衣无缝的设计方案，却仍在矫治的过程中出现各种难以预料的问题，经常为此费尽心思，夜不能寐。直到4年前，在合肥参加了武广增老师正畸特色技术的系统培训班，武老师的矫治思路、各种发明和弓丝弯制时运用的技巧都使人眼前一亮，茅塞顿开。在课堂上提到的那些问题，不正是我们临床医生天天都会遇到的吗？也有好些是我冥思苦想出来且反复尝试过的方法，已经被武老师经过了多次改良，变得既简单明了，又更符合生物力学的原理，更加易于操作。不仅如此，像蛤蟆弓、梅花弓、推杆、滑动架、竖直簧、心跳簧、双臂弓等小装置，本身也像个充满匠人精神的艺术品，让人爱不释手。

  学习回来后，首先接诊的是一例"二手"深覆𬌗拔牙案例。前任医生做了2年多，尝试了很多办法，就是无法关闭拔牙间隙，这才转诊我处。我们经过分析，发现问题出在咬合没有完全打开上，那是我第一次试着同时使用上下前牙咬合打开辅弓（蛤蟆弓），没想到才不到2个月，居然把严重的Ⅲ°深覆𬌗变成了开𬌗，以至于后续的治疗一气呵成，仅用了1年的时间便完成了矫正，而且在完成后1年多的复诊中咬合也非常稳定。

  当我们将治疗完成后的总结反馈给那位转诊医生时，他也非常震惊，一直追问我用了什么"魔法"。于此之后，我还参加了上海迈植牙学院主办的武广增老师正畸特色技术系统班，前后历时4个多月，获益匪浅。

  如果说有什么窍门能解决正畸临床上的各种疑难杂症，使正畸医生顺利走出"困局"，那就是不断地学习武老师集40多年临床经验、潜心钻研、充满着东方智慧的矫治思想和技巧，并将其运用于临床实践中。一切立足于临床，一切服务于临床，在解决临床的难题中获得职业乐趣，才能真正做到"玩转正畸"。

  很荣幸受邀于武广增老师，将武氏特色正畸技术的学习心得与广大口腔同仁分享，在此我相信会有更多的正畸医生能学到武氏特色正畸技术的思想和精髓，使更多的患者受益，也希望每位阅读此书的人都能和我一样，学有所问，问有所获，获有所思，思有所用！

王　晨

宁夏民营口腔行业协会名誉会长

宁夏银川市利丰口腔诊所院长

宁夏口腔医学会正畸专业委员会副主任委员

2022年2月16日于银川

很高兴也很荣幸受到武广增老师的邀请为《实用正畸弓丝临床应用图谱》写序,作为武广增老师正畸技能和理念的传播者,我们有很多亲身经历和很多话想与读者们分享。截至今日,由上海迈植牙学院主办的武广增老师正畸特色技术系统班在北京、上海、广州等城市已经举办了18届,每一届历时4个月,受众学员逾千名,学员覆盖全国各地,武氏正畸理念及对正畸学术严谨和执着的追求精神传遍大江南北,深受广大正畸学员的好评。

目前,纵观全国正畸行业,武广增老师编写的正畸图书从数量、质量和原创性上都名列前茅,但武广增老师从未停止过。临床看诊、教学、编写正畸图书充满了武老师的工作和业余时间。在武广增老师正畸教学过程中,正畸知识一直在迭代更新,新技术、新案例层出不穷,为了给读者一个系统性的知识梳理,自从2019年以来,武广增老师教学团队先后编写了两本上海迈植牙学院内刊,都受到读者们的热爱和好评。为满足正畸读者们的更高要求,今年在辽宁科学技术出版社和武广增老师教学团队的深度沟通下,正式面向广大正畸爱好者出版这本《实用正畸弓丝临床应用图谱》,这本书在上海迈植牙学院内刊——《武氏正畸实用弓丝弯制秘籍(第2版)》的基础上增加了临床应用案例约1/2的新内容,丰富程度得到了很大的提高。本书配合了丰富的案例解析及说明,部分绘图来自武广增老师正畸特色技术系统班老学员之手,可以重现师生交流的场景,极具创意,非常具有武氏正畸特色,是武广增老师从业40余年临床正畸经验的智慧和结晶。

本书的目的在于通过全方位解析和阐述各类新颖的武氏正畸专利技术辅弓装置的属性,便于读者查找,有助于读者领悟各正畸辅弓装置的差异与奥秘,让读者能将武氏正畸技术灵活地运用到实际临床中。

本书的出版特别感谢武广增老师日夜兼战、奋力书写,感谢编委们的资料收集,感谢辽宁科学技术出版社,也感谢上海迈植牙学院教学工作组洪小兵、汪兰欣的支持和照片收集,感谢章伟捷老师的补充和校对。

这是一本让读者能看得懂、学得会、用得上的正畸工具用书,相信读者通过本书能更透彻地、全方位地学习武氏正畸技术、领悟武氏正畸的精髓、弘扬武氏正畸文化,帮助和成就口腔正畸医生们的正畸事业与精彩人生。非常值得您细细品读!

张黎鹏
上海迈植医疗创始人
2022年3月23日于上海

前　言

近些年来，我从武汉医疗卫生系统退休后来到上海发挥余热，继续从事口腔正畸临床、带教进修医生和正畸系统培训班的教学工作。在上海工作期间遇到许多基层医生、正畸医生和我的学生感到很困惑、无从下手的正畸案例，还有一些从外地来到上海寻求正畸治疗的疑难"二手"正畸案例。有一些患者及家长不愿接受正颌外科手术的严重骨性错𬌗畸形案例以及难度较大的颌骨内埋伏阻生齿案例，患者要求正畸导萌治疗而转来就诊的案例。

正畸案例错综复杂、千差万别，有些矫治使用正畸传统技术可以获得解决，而有些复杂的疑难案例，则是"高山峻岭、层峦叠嶂"，正畸医生接待患者本身就具有极大风险和挑战。矫治的路途上有许多不确定的因素，考验口腔正畸人的智慧与担当。我们反复强调、对于严重的骨性错𬌗畸形患者应首选正颌外科与正畸联合治疗，不要超越正畸极限，不要超限矫治。

对于一些舍近求远、绕道转诊来的外地正畸患者的牙齿矫正难题，有的是当地医疗技术条件有限，从事正畸的医生缺乏临床经验、没有掌握正确的矫治方法，身边没有经验丰富的老师作指导，没有正确的矫治思路，没有合适的正畸手段、超出了医生的能力……

有些疑难的正畸矫治的确困难，在当地无法实现矫治，来到上海找到我们，矫治的难度也挺大。客观地说，只是我们从事正畸的年限长一点、阅历多一点、正畸专业思维会开阔一点、临床经验丰富一些、办法多一点、精准把控牙齿三维移动的能力强一点。面对每一位复杂的疑难案例，我们都要认真检查、综合分析、反复推敲，力图从几个最初拟订方案中找出最佳方案。这一点，我身边的正畸医生和团队年轻医生深有感触。他们常常按照我的要求刚刚开始进行临床操作或操作进行一半时，我就改变了主意，因为我的头脑中又冒出了一个更好的办法……

"无曲非正畸，曲是正畸的灵气"，对于一些复杂的正畸案例，我们"逢山开路、遇水架桥、见招拆招"，紧密结合临床实际问题、创新研发出了一些正畸弓丝功能曲的小装置、小发明。其中一些新颖、实用、有特色功能的正畸弓丝装置发明，经国家知识产权局受理，获得国家专利。近些年来，我们用这些创新研发的正畸装置、正畸辅弓、正畸功能曲及专利技术解决了许多棘手的正畸难题，获得了良好的矫治效果，也迎来了许多正畸患者的好评。

这几年，我应邀在上海迈植牙学院主办的北京、上海、广州等地正畸特色技术的系统培训班上授课，已有18届正畸特色技术系统班学员陆续完成学业，给正畸培训班学生传授我们这些正畸特色专利技术、特殊正畸弓丝曲的弯制及应用。学员普遍反馈用老师的这些正畸功能曲、正畸装置和特色专利技术解决了他们临床上以往困惑的问题，完成了较高质量的、漂亮的矫治案例，受到患者的称赞和家长的好评。

许多正畸系统班的学员、进修医生和基层医生呼吁，迫切期盼手中能有一本汇编了老师这些最新正畸特色专利装置、正畸功能曲和正畸附件比较详尽的图书，便于随时抽空翻阅、反复品味、学习弯制与指导临床应用。

许多正畸医生侧重于看图学习、借鉴书中的实际应用案例和老师的正畸经验，解决他们临床遇到的实际困难，实实在在地提高自身临床矫治水平。

在辽宁科学技术出版社陈刚副社长以及上海迈植牙学院张黎鹏总经理的支持与鼓励下，我收集资料、精选了正畸临床上常用的正畸功能曲及矫治案例，以及近几年来在上海工作期间研发的临床上颇具特色的正畸功能曲、正畸专利装置及相关技术，参照正畸特色技术的系统培训班教学大纲实操课程内容、内部培训资料——《武广增正畸实用弓丝弯制秘籍》和《武氏正畸实用弓丝弯制秘籍（第2版）》的相关内容，充实、完善并整理汇编成册，编辑了这本图文并茂、紧密结合临床实际，知识性与趣味性融为一体的《实用正畸弓丝临床应用图谱》一书。

我希望这本书中的"十八般正畸兵器"和特色专利技术，对上海迈植牙学院正畸特色技术系统班的学员和热爱正畸专业的年轻医生、基层医生、进修医生、研究生能起到辅助指导的作用。时常翻阅学习、领悟精要、熟练掌握正畸弓丝的特点和弯制技巧，临床运用起来得心应手。

希望这本书，能为临床医生排忧解惑，为提高我国临床医生的矫治水平，使矫治质量更上一层楼，让这些正畸特色装置及配套技术造福更多的正畸患者，对临床医生起到指导作用。

武广增

2022年3月20日于上海

Contents

目　录

第一章　正畸弓丝功能曲及特色正畸专利附件欣赏 ·· **1**

第二章　正畸弓丝训练科目之一 ··· **5**

第一节　停止曲 ·· 6

第二节　欧米伽曲 ·· 12

第三节　推杆 ·· 16

第四节　圆丝滑动架 ·· 22

第五节　小圈曲标准弓型 ·· 28

第六节　垂直曲 ·· 33

第七节　方丝三联别针簧 ·· 42

第八节　方丝T形曲标准弓型 ·· 48

第九节　方丝靴形曲 ·· 54

第三章　正畸弓丝训练科目之二 ··· **59**

第一节　心跳簧 ·· 60

第二节　分牙簧 ·· 65

第三节　小蜜蜂 ·· 67

第四节　控根小蜜蜂 ·· 70

第五节　蝎子摆尾 ·· 73

第六节　梅花弓 ·· 77

第七节　小人基奇顿 ·· 82

第四章　正畸弓丝训练科目之三 ··· **89**

第一节　扁担弓 ·· 90

第二节　武氏弓 ·· 98

第三节　方丝滑动架 ·· 104

第四节　蛤蟆弓 ·· 109

第五节　菱形扩展辅弓 ·· 116

第六节　侧切牙控根簧（老鼠夹）······························122

第七节　粗丝扩展辅弓·······································127

第八节　双臂弹力扩展辅弓（双臂弓）·························133

第九节　方丝磨牙竖直簧·····································137

第十节　四眼扩弓簧···140

第五章　正畸弓丝训练科目之四·····················147

第一节　方丝蘑菇曲···148

第二节　方丝上字曲标准弓型·································151

第三节　多曲方丝弓（MEAW）·······························154

第四节　旋转簧、正轴簧·····································158

第五节　匣形曲···163

第六节　九曲连环夹···170

第七节　武氏助萌牵引辅弓···································174

第八节　正畸垂钓牵引辅弓···································180

第六章　正畸弓丝弯制作品选录······················187

参考文献··195

曲中藏龙卧虎，弯弓顶天立地，摆弄32颗牙齿，尽显"神功"，虽说驰骋6mm舞台，却是改变人生"功夫"！

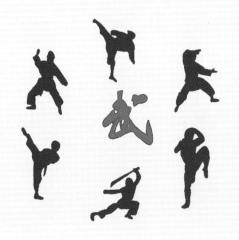

Chapter 1

正畸弓丝功能曲及特色
正畸专利附件欣赏

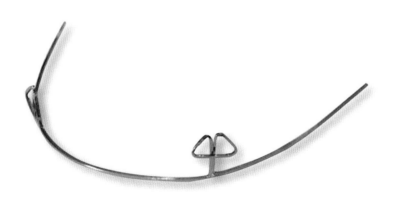

现代口腔正畸学是科学与艺术的统一，上海迈植牙学院主办的正畸特色技术的系统培训班课程，多年来着重培养学员的正畸思维训练、正畸临床基本技能操作和医生的动手能力，每个教学阶段课程都安排了学员实操弯制正畸弓丝训练科目，授课老师紧密结合临床实际典型案例，深入浅出地讲解和近距离面对面、手把手地带教学员弯制一些临床常用的正畸弓丝，以及一些独特新颖、漂亮实用的正畸专利特色小装置，正畸功能曲与正畸辅弓；这些漂亮的、五花八门、形态各异的正畸装置及小附件，犹如正畸兵器库中的"十八般兵器"，各有其独特的结构组成和功能，可谓"八仙过海，各显神通"（图1-1~图1-16）。

　　它们会通过我们的眼球带来愉悦的心情……当您用这些漂亮的小装置解决临床大问题时，便会感到它们的魅力所在，就会产生一种甜蜜的成就感。

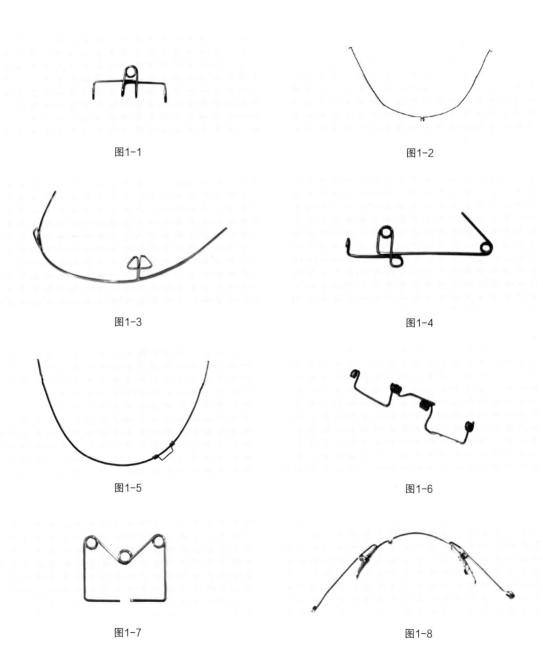

图1-1

图1-2

图1-3

图1-4

图1-5

图1-6

图1-7

图1-8

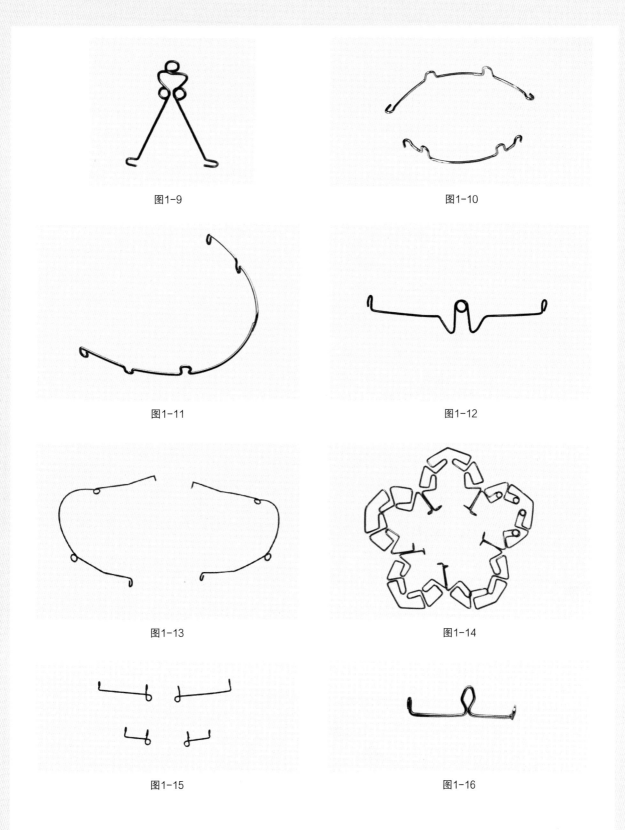

图1-9

图1-10

图1-11

图1-12

图1-13

图1-14

图1-15

图1-16

正畸临床技艺犹如中国功夫，医者需要拜师学艺、勤学苦练、增强本领、不断进取，除了掌握正畸学基本理论和操作技能外，还要在临床工作中潜心研究、精准把握，吸取"各派武林高手"精华，不断更新知识，有所为有所不为，专心致志。正所谓：曲不离口，拳不离手。经过日积月累，方能练就一身过硬的功夫。十年磨一剑，用热爱与专注，铸成就，千锤百炼成长为一名优秀的正畸医生。

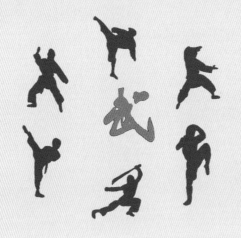

Chapter 2

第二章

正畸弓丝训练科目之一

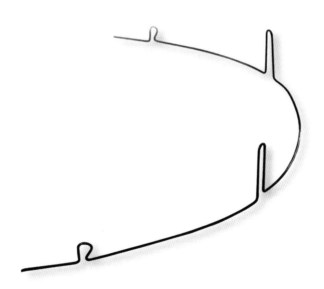

一、停止曲的临床操作要点

圆丝停止曲常采用澳丝弯制，澳丝停止曲与方丝停止曲形状如图2-1-1、图2-1-2所示。

图2-1-1　　　　　　　　　　　　　　　　　　图2-1-2

1. 弯制工具与材料

（1）弯制工具：Kim钳、细丝钳、末端切断钳、弓丝成型器、方丝转矩钳。

（2）弯制材料：澳丝停止曲常用弯制弓丝为0.016in（1in=2.54cm）或0.018in澳丝；方丝停止曲常用弯制弓丝为0.017in×0.025in或0.018in×0.025in不锈钢方丝。

2. 弯制停止曲的尺寸

澳丝停止曲的尺寸：曲突的高度3mm，曲突的宽度2mm（图2-1-3，图2-1-4）。

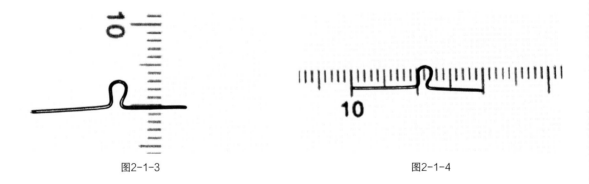

图2-1-3　　　　　　　　　　　　　　　　　　图2-1-4

方丝停止曲的尺寸：曲突的高度3.5mm，曲突的宽度2.5mm（图2-1-5，图2-1-6）。

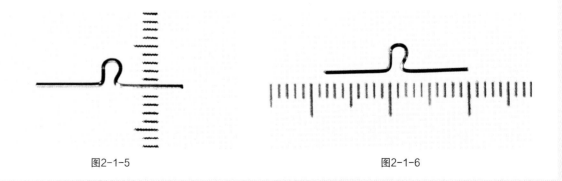

图2-1-5　　　　　　　　　　　　　　　　　　图2-1-6

3. 弯制停止曲的步骤

（1）将细丝钳的方喙朝下夹住澳丝右侧端1cm处，左手拇指紧贴钳喙下压弓丝成90°（图2-1-7）。

（2）转动弓丝使其短端朝上，细丝钳圆喙朝下，在距上述90°角约3mm处夹住弓丝。左手拇指下压弓丝，同时稍稍旋转钳子，使弓丝绕圆喙旋转，直至与90°角的尖接触（图2-1-8）。

（3）弓丝短端朝上，钳子的圆喙放置于圈的内侧，在距弓丝90°角1mm处夹住弓丝，左手拇指下压弓丝，同时稍稍移开钳子一点，形成一个锐角，此时完成了停止曲的弯制。一般情况下，停止曲近中段的弓丝应略低于远中段的弓丝（图2-1-9）。

注意：停止曲的标准形态是远中端紧抵磨牙颊面管口侧为直角，近中端为锐角（图2-1-10）。

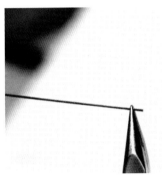

图2-1-7

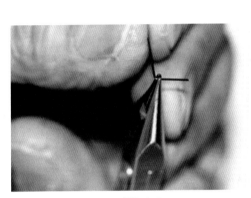

图2-1-8

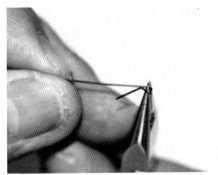

图2-1-9

图2-1-10

4. 临床应用要点

在正畸主弓丝末端弯制停止曲的目的主要是防止磨牙近中移动、支抗丧失，并进行磨牙支抗预备，调节前后牙垂直关系。在牙弓整平阶段使停止曲远中与磨牙颊面管近中端相距0.5mm，是因为随着牙弓的逐步整平，弓丝相对变长。

若治疗开始前就将停止曲远中脚与磨牙颊面管近中端贴紧，随着牙弓的逐步整平，相对变长的弓丝对前牙施以一个唇向推力，造成前牙唇向倾斜。大部分情况下不允许发生这样的牙齿负移动。

停止曲主弓丝纳入固定矫治器托槽槽沟结扎固定。

停止曲的远中弯曲形态不同，弓丝形状规格不同，可对磨牙和前方牙齿产生不同的作用力。

5. 停止曲调整远中弯曲的作用

（1）澳丝弯制停止曲调整远中弯曲的作用

①停止曲两侧弓丝处于同一水平面上。若停止曲远中脚与颊面管接触，则可同时产生等值的磨牙远移力和前方牙齿近移力（图2-1-11）。②停止曲远中脚上翘，可使磨牙向远中方向倾斜，但前方牙齿唇向移动相对不易（图2-1-12）。③停止曲远中弓丝下斜，此时磨牙向远中方向移动相对不易，但前方牙齿容易唇向移动（图2-1-13）。

若将澳丝换为方丝，并给方丝施以一定的转矩力，则磨牙与前方牙齿的移动又和前面不一样。

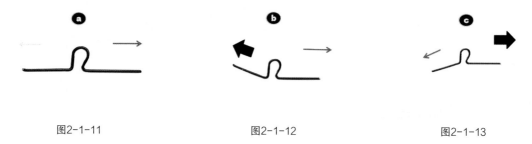

| 图2-1-11 | 图2-1-12 | 图2-1-13 |

（2）方丝弯制停止曲调整远中弯曲的作用

①停止曲两侧弓丝处于同一水平面上，但在前牙部给弓丝加了根舌向转矩，在这样的力学系统中，前方牙齿容易唇向移动，磨牙向远中方向移动相对不易（图2-1-14）。②若在前牙部不给弓丝加根舌向转矩，则磨牙容易向远中移动，前方牙齿唇向移动相对不易（图2-1-15）。③若在前牙部不给弓丝加转矩，但将停止曲远中弓丝上翘，则磨牙容易向远中方向移动，但前方牙齿唇向移动相对不易（图2-1-16）。

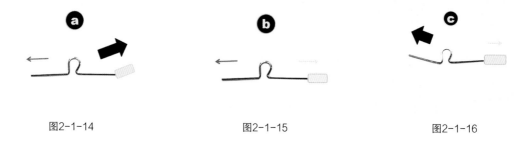

| 图2-1-14 | 图2-1-15 | 图2-1-16 |

二、圆丝停止曲的临床应用案例展示

1. 上颌弓丝设置停止曲矫治替牙期反𬌗案例（图2-1-17 ~ 图2-1-20）

该案例上颌应用0.018in澳丝弯制停止曲标准弓型。

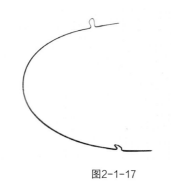

图2-1-17

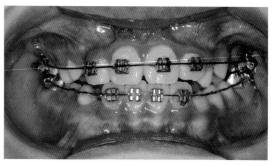

图2-1-18

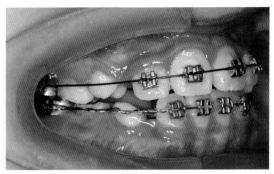

图2-1-19

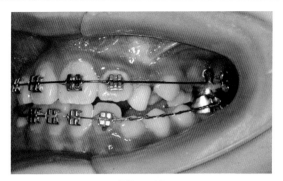

图2-1-20

2. 下颌弓丝设置停止曲矫治牙列拥挤案例（图2-1-21 ~ 图2-1-24）

该案例下颌应用0.016in澳丝弯制停止曲标准弓型，于46的近中设置了一个欧米伽曲。

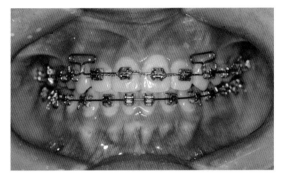

图2-1-21

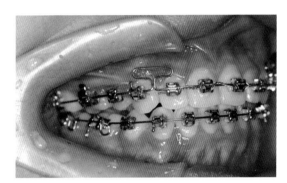

图2-1-22

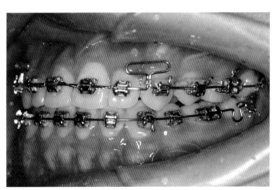

图2-1-23

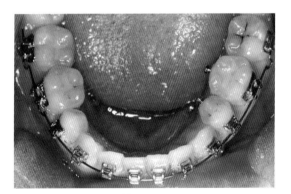

图2-1-24

3. 上颌弓丝设置停止曲配置推簧远移尖牙案例

（1）矫治阶段1（图2-1-25 ~ 图2-1-28）

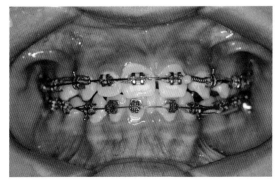

图2-1-25

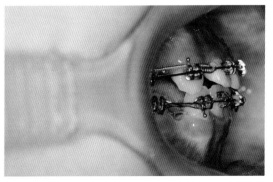

图2-1-26

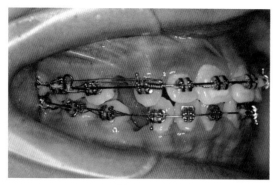
图2-1-27

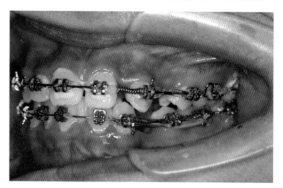
图2-1-28

（2）矫治阶段2（图2-1-29～图2-1-32）

该患者是牙列拥挤拔牙矫治案例，上颌采用0.018in澳丝紧抵16、26磨牙颊面管前设置停止曲，配置推簧拉13、23远中移动。下颌前牙使用了正畸辅弓心跳簧（见第三章第一节）扩展间隙。

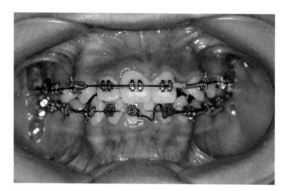
图2-1-29

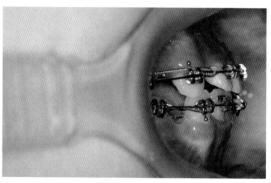
图2-1-30

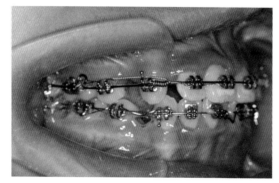
图2-1-31

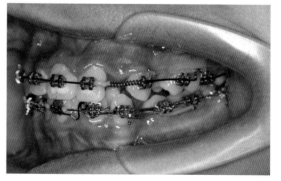
图2-1-32

三、方丝停止曲的临床应用案例展示

1. 牙模演示方丝停止曲结扎状况

牙模（图2-1-34～图2-1-36）展示方丝停止曲标准弓型（图2-1-33）纳入固定矫治器托槽、磨牙颊面管的状况。

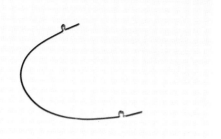

图2-1-33

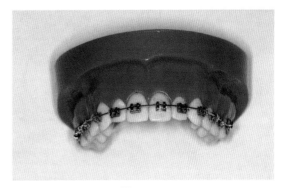

图2-1-34

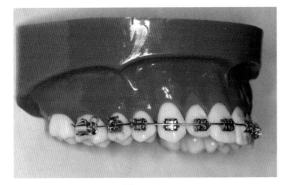

图2-1-35

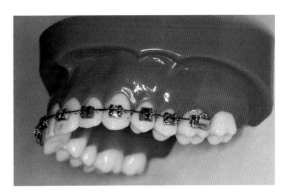

图2-1-36

2. 上颌方丝停止曲配置扁担弓矫治Ⅱ类案例（图2-1-37～图2-1-40）

　　该患者上颌使用的是方丝停止曲标准弓型，前牙装配了扁担弓，下颌使用了蛤蟆弓，配合Ⅱ类颌间三角形弹力牵引。

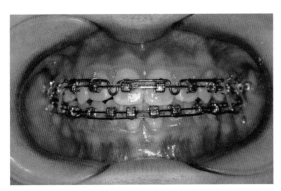

图2-1-37

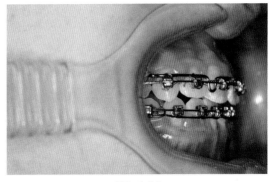

图2-1-38

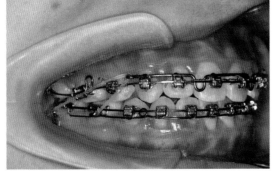

图2-1-39

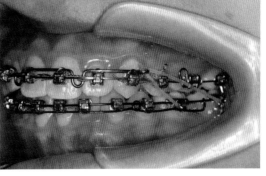

图2-1-40

一、欧米伽曲的临床操作要点

欧米伽曲（图2-2-1）因其形状像字母"Ω"故而得名。

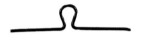

图2-2-1

1. 弯制工具与材料

（1）弯制工具：细丝钳、Kim钳或Tweed钳。

（2）弯制材料：常用0.016in、0.018in澳丝或同等规格的不锈钢圆丝弯制。少数情况下使用0.017in×0.025in或0.018in×0.025in不锈钢方丝弯制。

2. 弯制欧米伽曲的尺寸

澳丝欧米伽曲的尺寸：曲突的高度3mm，曲突的宽度2mm（图2-2-2，图2-2-3）。

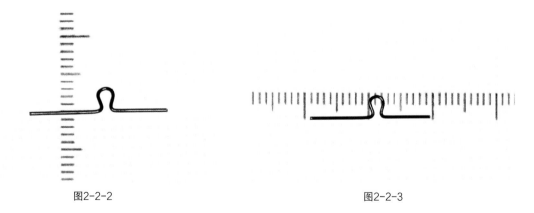

图2-2-2　　　　　　　　　　　　　　　　　图2-2-3

3. 临床应用要点

完成的欧米伽曲应该位于一个平面上。曲的两端的弓丝位于同一条直线上，如果是用方丝弯制的欧米伽曲，曲的两端的弓丝应该与方丝的平面平行。弓丝入槽结扎后，欧米伽曲应该均匀地平行于牙齿以及黏膜表面，通常离开黏膜约1mm。既不要压迫牙龈，又不要离开黏膜过远，以免刺激黏膜。

如果需要调整欧米伽曲与颊面管之间的关系，可以通过调整欧米伽曲的开口大小，比如需要开大欧米伽曲以唇向开展牙弓前段弓丝，或者缩小欧米伽曲以回收牙弓前段弓丝。

注意调整欧米伽曲的大小后会使其近远中臂不在同一平面，这时需要通过调整弓丝近中臂与主弓丝的角度以使近远中臂始终保持在同一条直线上。

对牙齿矢状向的调整，有如下3种情况：

（1）如果用于内收前牙，则应将欧米伽曲远中臂与末端磨牙颊面管离开一段距离，然后将欧米伽曲向后弹性结扎，或后抽打开欧米伽曲后回弯。

（2）如果用于保持牙弓长度以及防止弓丝滑动，应使欧米伽曲远中臂与末端磨牙颊面管在切牙段弓丝入槽的情况下刚好紧贴，然后用结扎丝将欧米伽曲与末端磨牙颊面管被动结扎。

（3）如果用于唇向开展牙弓，比如2×4矫治技术解除前牙反𬌗，这是目前欧米伽曲最常用的方法，则应使欧米伽曲远中臂与末端磨牙颊面管紧贴时，切牙段弓丝离开托槽一段距离，这种情况通常应用0.016in的不锈钢圆丝，并通过调整欧米伽曲的大小使切牙段弓丝离开托槽3～5mm。

对牙齿垂直向的控制，如2×4矫治技术打开咬合，可以调整欧米伽曲的近远中臂以形成后倾弯，这样在结扎入槽后可以有打开咬合的效果，如应用方丝可以同时进行转矩控制。

4. 临床应用范围

临床上唇向开展上颌牙弓、解除反𬌗、应用欧米伽曲维持上颌牙弓长度，常常同时配合Ⅲ类牵引。弯制远中臂紧贴、末端磨牙颊面管的欧米伽曲时，将具备基本弓型的弓丝放入口内。

欧米伽曲也常常用在埋伏阻生牙的矫治案例中，当使用螺旋推簧扩展的牙列间隙达到预期的目标，获得阻生牙萌出的适宜通道，此时在扩展间隙的正畸主弓丝两端弯制欧米伽曲维持扩展的空间，便于后续的正畸导萌治疗。

将具备基本弓型的弓丝放入口内，弓丝中线与牙列中线对齐，用记号笔在弓丝上标记颊面管近中的位置，钳喙夹持在离记号笔标记点偏向近中的位置，具体移动距离应等于即将弯制完成的欧米伽曲的开口大小，通常为1～2mm。

停止曲的形状与欧米伽曲稍有不同。欧米伽曲弯曲的两侧均为锐角（图2-2-4）；而停止曲弯曲的两侧，一侧为直角，另一侧为锐角（图2-2-5）。

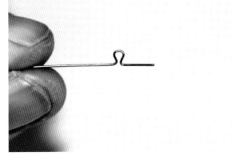

图2-2-4

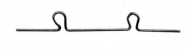

图2-2-5

二、欧米伽曲的临床应用案例展示

1. 欧米伽曲维持间隙矫治唇向低位13案例

该患者在扩展间隙的正畸主弓丝两端设置欧米伽曲维持扩展的空间（图2-2-6，图2-2-7），便于后续的正畸导萌治疗。

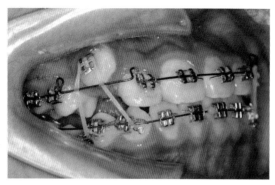

图2-2-6

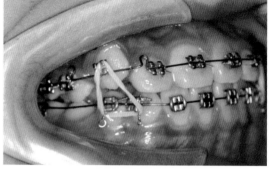

图2-2-7

2. 欧米伽曲维持间隙矫治埋伏阻生尖牙案例（图2-2-8～图2-2-11）

该患者使用2个欧米伽曲维持扩展间隙，便于后期阻生尖牙的导萌治疗。

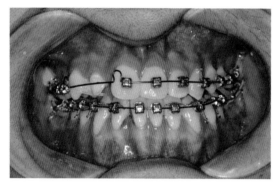

图2-2-8

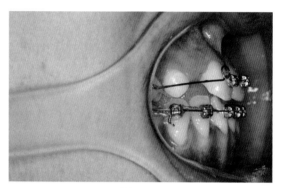

图2-2-9

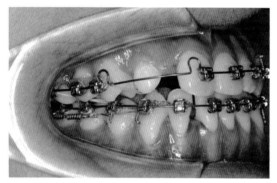

图2-2-10

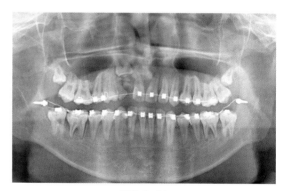

图2-2-11

3. 欧米伽曲维持间隙矫治22舌侧错位案例（图2-2-12～图2-2-15）

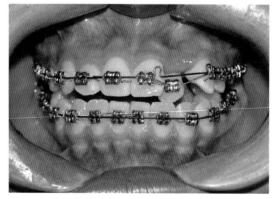

图2-2-12

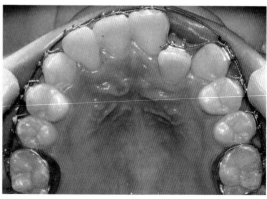

图2-2-13

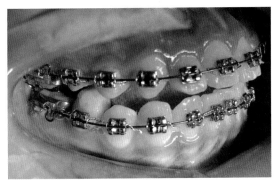

图2-2-14

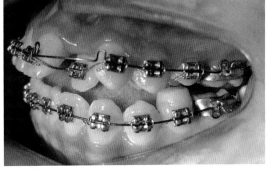

图2-2-15

4. 巧用欧米伽曲矫治22舌侧错位案例（图2-2-16，图2-2-17）

这2个欧米伽曲的应用有点特别，一个抵住23托槽近中的维持间隙，另一个置放于21托槽近中的作为支抗。

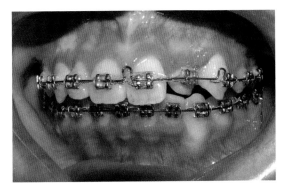

图2-2-16

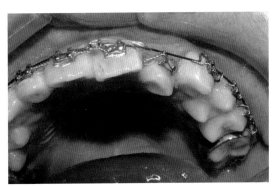

图2-2-17

5. 欧米伽曲维持间隙导萌上颌腭侧阻生尖牙案例（图2-2-18～图2-2-21）

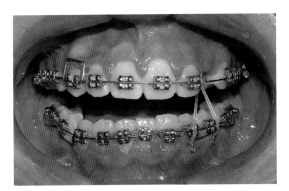

图2-2-18

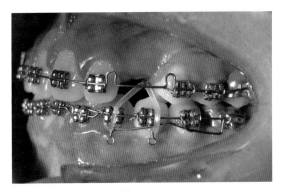

图2-2-19

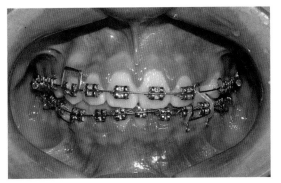

图2-2-20

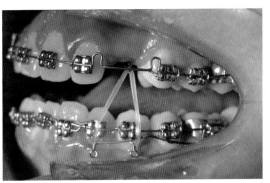

图2-2-21

一、推杆的临床操作要点

让我们通过下面几张图片认识正畸小附件：推杆（图2-3-1~图2-3-4）。

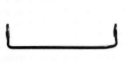

图2-3-1

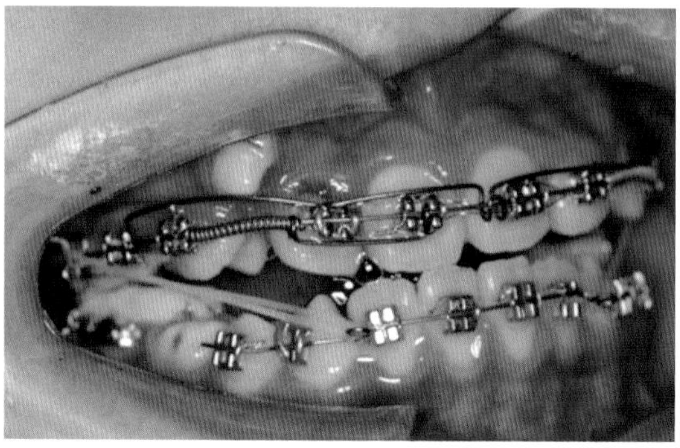

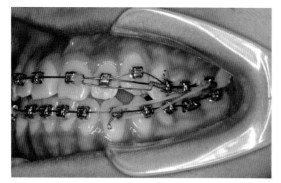

图2-3-2

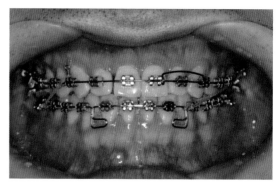

图2-3-3

图2-3-4

1. 弯制工具与材料

（1）弯制工具：细丝钳、末端切断钳。

（2）弯制材料：0.016in澳丝或0.018in澳丝。

2. 弯制要求

推杆的固位小圈与水平杆之间应该有1~1.5mm高度的竖杆。如果与推簧结合应用，则固位小圈的内径应小于推簧的圈簧外径。

3. 临床应用要点

正畸附件：推杆常规采用0.016in澳丝或者0.018in澳丝弯制，是正畸临床上一个非常实用的正畸小装置，可以置放于稳定弓丝上，也可以与镍钛丝联合应用。

0.018in澳丝弯制的推杆常常与镍钛螺旋推簧结合应用扩展牙列间隙，用于稳定弓丝，给固定矫治器上的螺旋推簧加力，节约医生椅旁操作时间和材料。

0.016in澳丝弯制的推杆，通常与镍钛丝联合应用时，利用本身弓丝的弹性直接扩展牙列间隙，同时排齐轻度拥挤的牙列。

推杆更重要的作用是在扩展间隙的同时保护邻牙，转移支抗着力点、借力打力，起到"隔山打牛"的作用。

二、推杆的临床应用案例展示

1. 推杆扩展下颌前牙间隙矫治牙列拥挤案例（图2-3-5～图2-3-8）

该患者使用0.016in澳丝推杆扩展下颌前牙间隙。

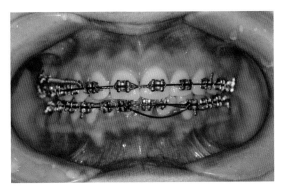

图2-3-5

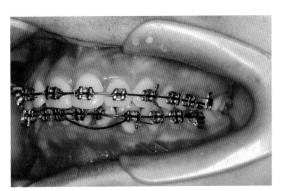

图2-3-6

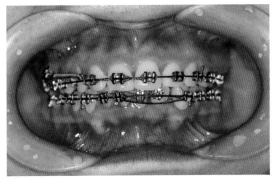

图2-3-7

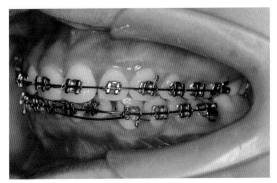

图2-3-8

2. 推杆配置推簧扩展间隙矫治22舌侧错位案例

该患者使用0.018in澳丝推杆与镍钛螺旋推簧结合扩展上颌22间隙（图2-3-9～图2-3-12）。

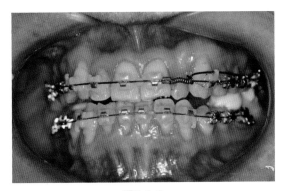

图2-3-9

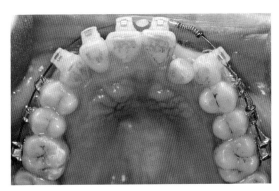

图2-3-10

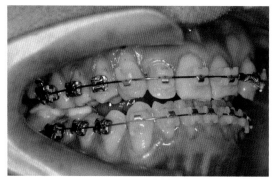

图2-3-11

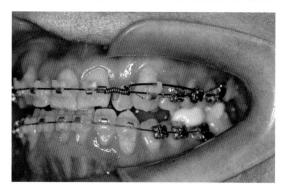

图2-3-12

3. 推杆配置推簧扩展间隙矫治上颌阻生尖牙案例

（1）矫治阶段1（图2-3-13～图2-3-16）

该患者使用0.018in澳丝推杆与镍钛螺旋推簧结合扩展上颌23间隙。

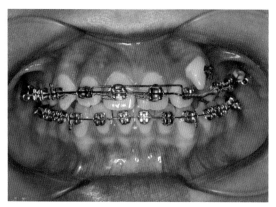

图2-3-13

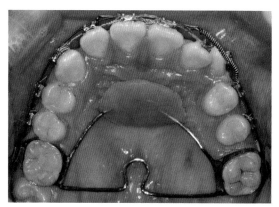

图2-3-14

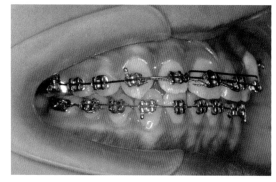

图2-3-15

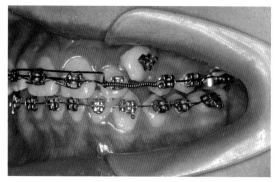

图2-3-16

（2）矫治阶段2

该患者在应用推杆与镍钛螺旋推簧继续扩展牙弓间隙的同时，增加了片段弓0.012in镍钛丝辅弓纳入23托槽，沿牙列托槽龈沟结扎。

这样联合应用的好处是：边扩展间隙，边排齐23，并可使23朝殆方移动，可以缩短疗程（图2-3-17～图2-3-20）。

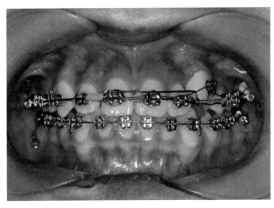

图2-3-17

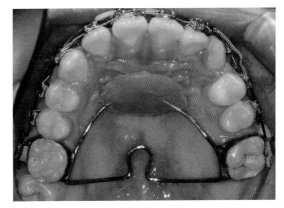

图2-3-18

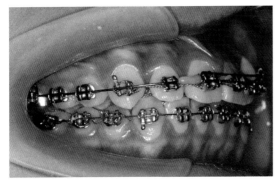

图2-3-19

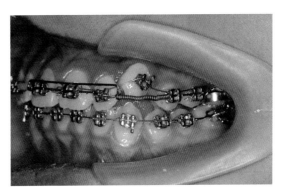

图2-3-20

4. 推杆配置推簧扩展间隙矫治42舌侧错位案例

该患者使用0.018in澳丝材质弯制的推杆与镍钛螺旋推簧结合，扩展下颌42间隙（图2-3-21~图2-3-24）。

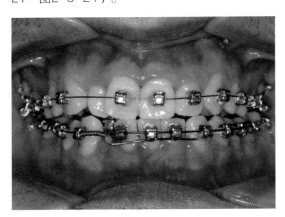

图2-3-21

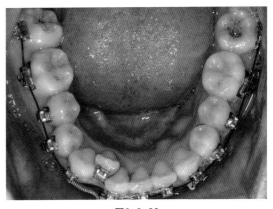

图2-3-22

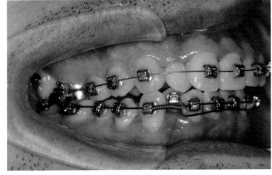

图2-3-23

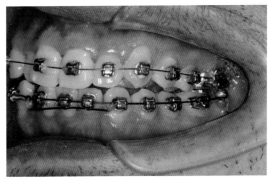

图2-3-24

5. 推杆配置推簧扩展间隙矫治上颌埋伏中切牙案例

该患者使用0.018in澳丝推杆与镍钛螺旋推簧结合扩展上颌21间隙（图2-3-25～图2-3-29）。

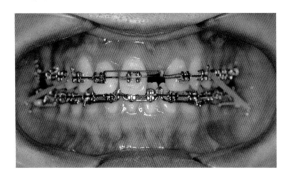
图2-3-25

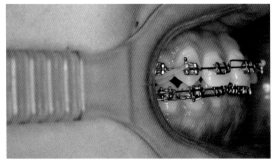
图2-3-26

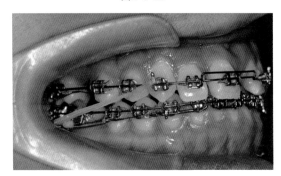
图2-3-27

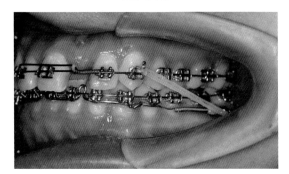
图2-3-28

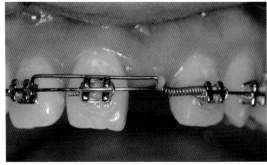
图2-3-29

6. 推杆配置推簧扩展间隙矫治严重扭转中切牙案例

该患者前牙段使用0.018in澳丝推杆与镍钛螺旋推簧结合扩展上颌11及22间隙，同时两侧后牙段利用联合腭托支抗、采用1个变2个橡皮圈弹力牵引技术拉13、23远移（图2-3-30～图2-3-34）。

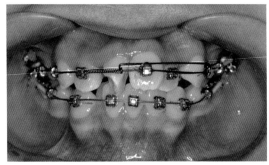
图2-3-30

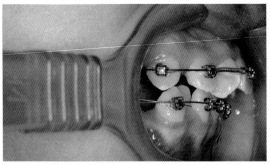
图2-3-31

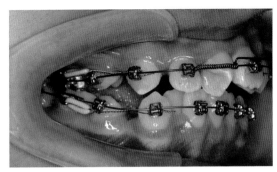

图2-3-32

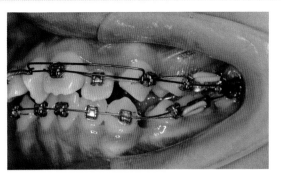

图2-3-33

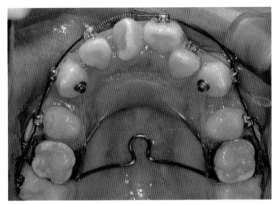

图2-3-34

7. 推杆配置推簧矫治23近中移位唇向低位阻生案例

（1）矫治阶段1（图2-3-35，图2-3-36）

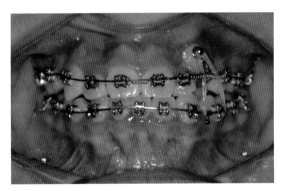

图2-3-35

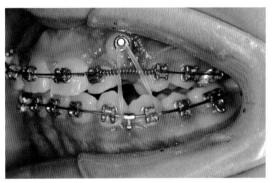

图2-3-36

（2）矫治阶段2（图2-3-37，图2-3-38）

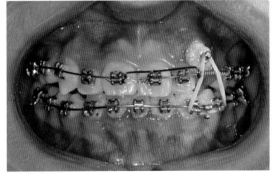

图2-3-37

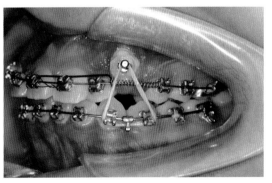

图2-3-38

（3）矫治阶段3（图2-3-39，图2-3-40）

该患者的推杆已经倒置过来安放在前牙列的𬌗方。

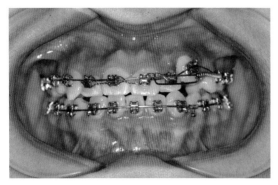

图2-3-39

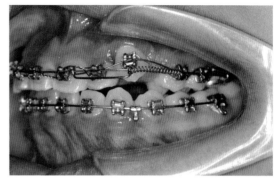

图2-3-40

| 第四节 | 圆丝滑动架 |

一、圆丝滑动架的临床操作要点

让我们通过下面几张图片认识一下正畸附件：圆丝滑动架（图2-4-1～图2-4-4）。

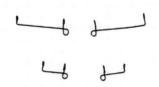

图2-4-1

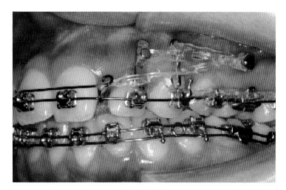

图2-4-2

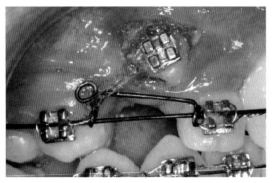

图2-4-3

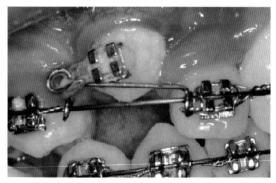

图2-4-4

1. 弯制工具与材料

（1）弯制工具：细丝钳、Kim钳、末端切断钳。

（2）弯制材料：0.018in澳丝。

2. 弯制要点

滑动架两端的固位小圈的开口连接处与牵引圈的水平杆应该设置在同一侧。

3. 临床应用要点

滑动架2个固位圈同时挂在主弓丝上，牵引圈可以朝前置放（正挂），也可以朝后置放（倒挂），通常牵引圈根据临床需要挂正畸橡皮圈实施Ⅱ类或Ⅲ类颌间牵引。也有些特殊方法应用，比如阻生尖牙的助萌正畸治疗（图2-4-3，图2-4-4）。

二、圆丝滑动架的临床应用案例展示

1. 上颌配置微型滑动架与下颌蛤蟆弓组合Ⅱ类牵引矫治案例

该患者采用0.018in澳丝弯制微型滑动架与推簧结合，推簧分别置放于13、23托槽的近中，通过颌间Ⅱ类弹力牵引拉尖牙远中移动。装配滑动架时的牙列状况如图2-4-5、图2-4-6所示；治疗阶段的牙列状况如图2-4-7、图2-4-8所示，显而易见，13、23明显朝远中移动。

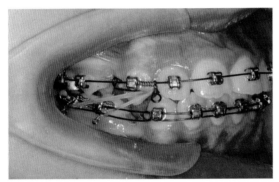
图2-4-5

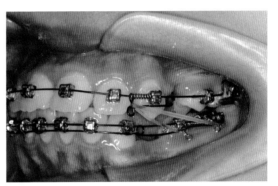
图2-4-6

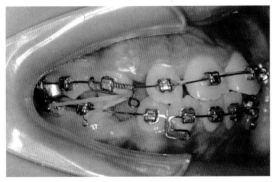
图2-4-7

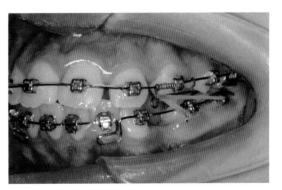
图2-4-8

备注：微型滑动架通常指其前后固位圈涉及一个牙齿范围的小型装置。前面我们介绍了正畸附件推杆的弯制，与推杆形状相似的另一个装置滑动架，是正畸临床上非常实用的小附件，除了推杆的前后两个小圈外，它还有一个作为挂弹力圈作用的小圈，滑动架共有3个小圈。滑动架临床应用时以其水平杆置放方位分左右侧应用滑动架。即左侧滑动架水平杆置放于左侧近中固位圈的颊侧。同样的道理，右侧滑动架，其水平杆置放于右侧近中固位圈的颊侧。

临床医生需要注意的是，滑动架与镍钛螺旋弹簧联合应用时，其固位小圈的内径要小于弹簧的外径，否则弹簧会钻进滑动架的固位小圈内，起不到联合应用的作用（图2-4-9，图2-4-10）。

解决的办法是，使用细丝钳和持针器将滑动架与弹簧结合处的固位小圈夹紧缩小。操作中需要注意的地方是：滑动架固位圈的缩小，不能在一个平面上；否则达不到缩小固位圈内径的效果。正确的做法是，小圈的末端弓丝，应交错、叠加排列成2个平面，呈螺旋弹簧状（图2-4-11，图2-4-12）。或者拆下来，用细丝钳缩小滑动架的固位圈。

举一反三，前面我们介绍过的正畸附件小装置推杆与螺旋推簧联合应用时，出现这样的问题，也是按照这样的办法处理。

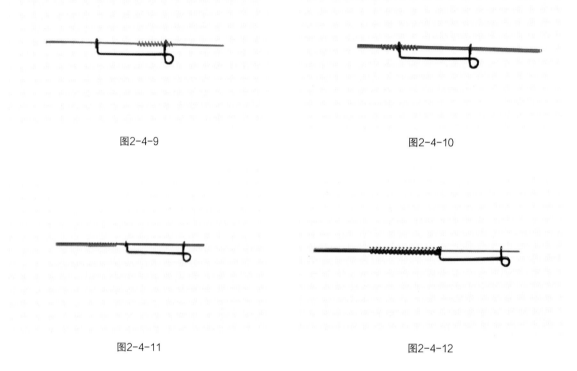

图2-4-9 　　　　　　　　　　　　　　　　图2-4-10

图2-4-11 　　　　　　　　　　　　　　　　图2-4-12

2. 单侧颧突钉-拉簧不对称颌间牵引矫治牙列中线不齐案例

该患者于21托槽近中置放滑动架、其牵引圈在远中与左侧颧突钉之间挂镍钛拉簧，同时配合颌间Ⅱ类牵引、斜形牵引，调整牙列中线不齐（图2-4-13，图2-4-14）。

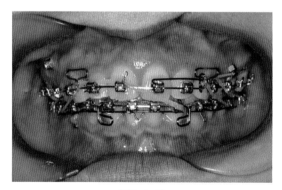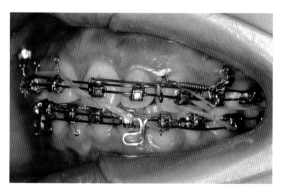

图2-4-13 　　　　　　　　　　　　　　　　图2-4-14

3. 上颌两侧配置滑动架交叉牵引关闭宽大中切牙间隙案例

这是一例因外伤牙根根折导致非常规拔除11、21正畸案例，沿用常规正畸手段关闭两个宽大的中切牙间隙十分困难。然而，在患者上颌两侧使用了滑动架镍钛拉簧交叉牵引，分别相向朝近中移动，获得了良好效果（图2-4-15～图2-4-18）。

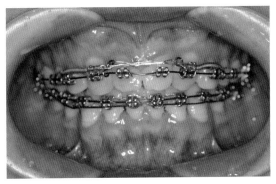

图2-4-15

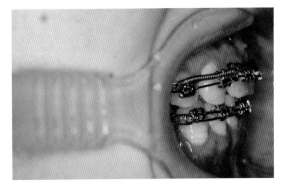

图2-4-16

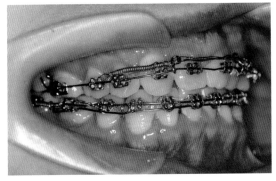

图2-4-17

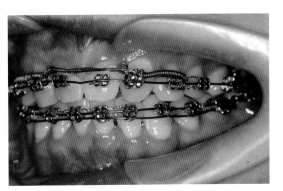

图2-4-18

4. 上颌配置滑动架与推杆-弹簧结合扩展间隙矫治阻生牙案例

该患者上颌前牙段采用倒置滑动架与弹簧推杆联合治疗方法，同时，下颌牙列装配了蛤蟆弓、配合使用了颌间Ⅱ类弹力牵引，以期达到打开咬合、纠正牙列中线不齐，同时为埋伏阻生牙扩展间隙的目的（图2-4-19～图2-4-22）。

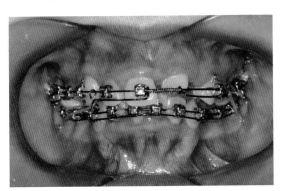

图2-4-19

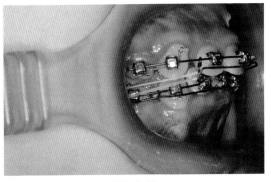

图2-4-20

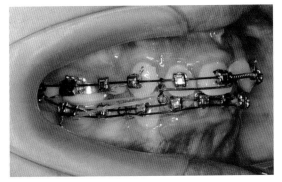

图2-4-21

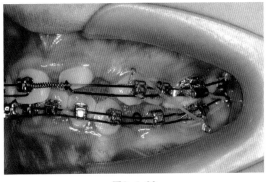

图2-4-22

5. 推磨牙向后Ⅱ期治疗使用微型滑动架矫治案例

这是一例完成推磨牙向后矫治Ⅱ期治疗案例，上颌牙弓采用了0.8mm不锈钢丝弯制的微型滑动架，配合使用Ⅱ类颌间弹力牵引，逐牙远移前磨牙阶段。上颌16、26除了装配联合腭托支抗装置外，主弓丝紧抵16、26磨牙带环颊面管处设置了停止曲（图2-4-23～图2-4-26）。

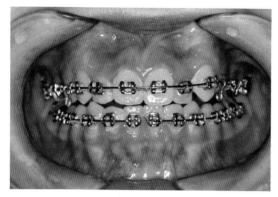

图2-4-23

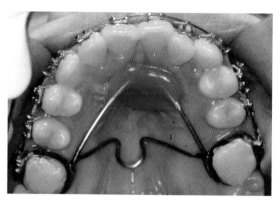

图2-4-24

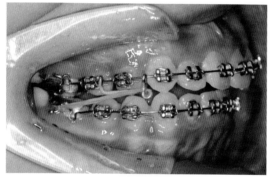

图2-4-25

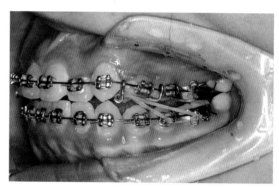

图2-4-26

6. 活动翼托槽拔牙案例使用澳丝微型滑动架矫治案例

这是一例牙列拥挤设计拔除4颗第一前磨牙、使用唇侧活动翼托槽矫治案例。下颌33、43托槽装配了澳丝微型滑动架。其牵引圈分别于36、46之间挂3/16in橡皮圈，实施Ⅰ类弹力牵引远移尖牙。

上颌13-16、23-26托槽与磨牙颊面管之间则直接挂3/16in橡皮圈远移尖牙（图2-4-27，图2-4-28）。

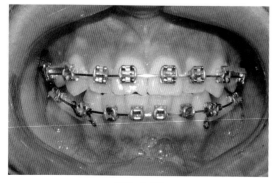

图2-4-27

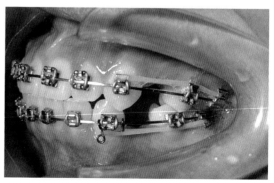

图2-4-28

7. 颧突钉-滑动架组合支抗维持推磨牙远移间隙矫治案例

这是一例使用颧突钉支抗完成推磨牙向后矫治Ⅱ期治疗案例，利用0.25mm结扎丝在颧突钉与滑动架牵引圈之间紧密打结固定，维持推磨牙向后获得间隙。注意滑动架后脚紧抵第一磨牙颊面管，牵引圈置放于第一前磨牙托槽龈方，与颧突钉在同一个平面上。用这个方法可以取代联合腭托支抗保持磨牙远移扩展间隙的作用（图2-4-29～图2-4-32）。

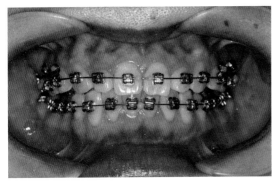

图2-4-29

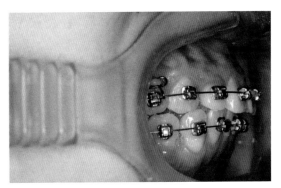

图2-4-30

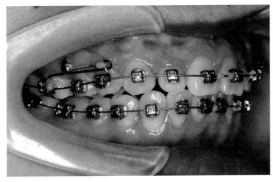

图2-4-31

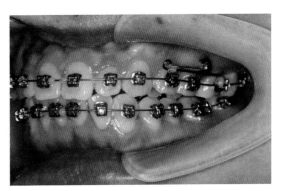

图2-4-32

8. 颧突钉-拉簧与微型滑动架组合矫治双牙弓前突案例

这是一例双牙弓前突设计拔除4颗第一前磨牙矫治案例。该患者上颌13、23装配微型滑动架于颧突钉之间挂拉簧联合治疗方法，同时，下颌牙列装配了蛤蟆弓以期达到打开咬合、远移上颌尖牙的目的（图2-4-33～图2-4-36）。

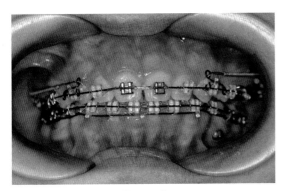

图2-4-33

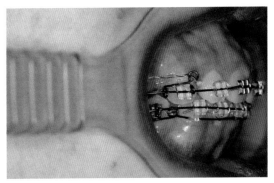

图2-4-34

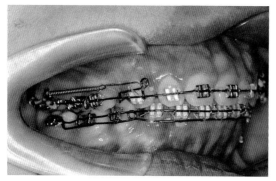

图2-4-35

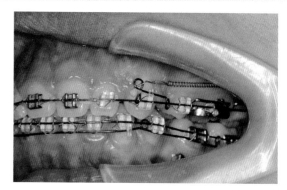

图2-4-36

一、小圈曲标准弓型的临床操作要点

让我们通过下面几张图片来认识一下小圈曲及其标准弓型（图2-5-1～图2-5-4）。

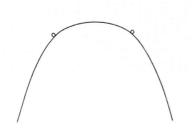

图2-5-1

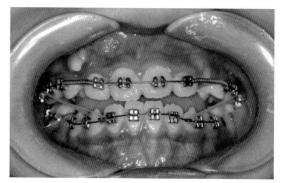

图2-5-2

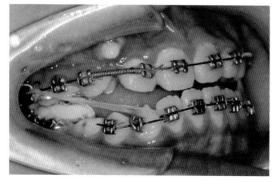

图2-5-3

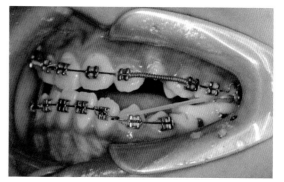

图2-5-4

1. 弯制工具与材料

（1）弯制工具：细丝钳、末端切断钳、持针器。

（2）弯制材料：0.016in澳丝、0.018in澳丝。

2. 弯制要点

小圈曲的前后弓丝一定是在同一条直线上，不能形成台阶。小圈曲一般用来作为正畸牵引钩，临床用途比较广泛，设计在磨牙的颊面管之前，可以作为阻挡曲使用。离开颊面管3mm，借助结扎丝可作为Tie-back使用；若设计在上颌尖牙近中，可以作为Ⅱ类牵引的挂钩；若设计在下颌尖牙的近中，可以作为Ⅲ类牵引的拉钩；若设计用于阻生埋伏牙的牵引，可以设计在相应部位的弓丝上弯制小圈曲。

小圈曲水平置放还可以与头帽J钩配套使用，J钩挂在小圈曲内，使用口外力牵引内收前突的牙弓、矫治深覆盖（图2-5-5，图2-5-6）。

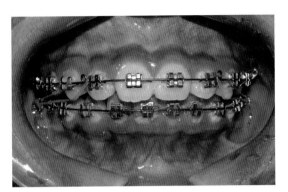

图2-5-5

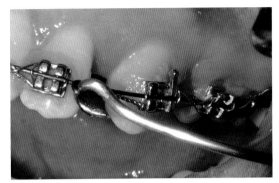

图2-5-6

备注：该患者使用的是0.018in澳丝弯制的小圈曲正畸主弓丝，与口外弓J钩配合使用的小圈曲应使用较粗的正畸稳定弓丝。

正畸主弓丝上的小圈曲临床上通常水平向设置，一般设置在尖牙与侧切牙之间，也有在正畸主弓丝的垂直向设置小圈曲者。

塑料牙模展示水平向弯制小圈曲标准弓型，纳入固定矫治器托槽及颊面管的状况（图2-5-7~图2-5-10）。

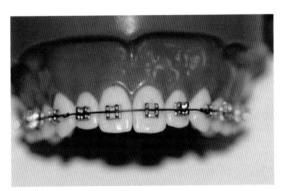

图2-5-7

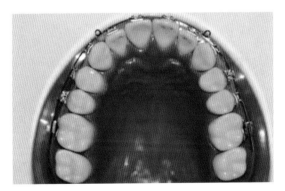

图2-5-8

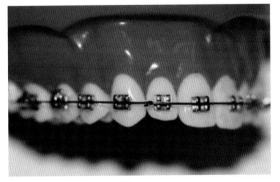

图2-5-9

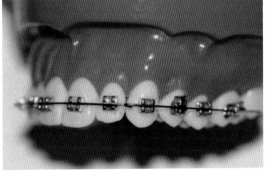

图2-5-10

二、小圈曲标准弓型的临床应用案例展示

1. 下颌弓丝设置小圈曲矫治Ⅲ类错𬌗案例

该患者下颌正畸主弓丝分别于32-33与42-43之间设置了水平向小圈曲，挂1/4in橡皮圈实施颌间Ⅲ类牵引（图2-5-11~图2-5-14）。

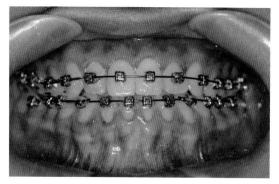

图2-5-11

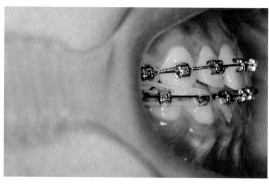

图2-5-12

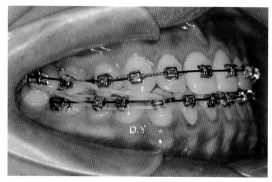

图2-5-13

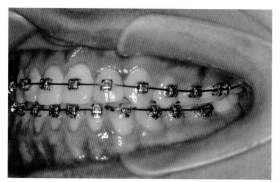

图2-5-14

2. 上颌弓丝设置小圈曲矫治Ⅱ类错𬌗案例

牙𬌗像正面观及腭面观如图2-5-15、图2-5-16所示，牙𬌗像侧面观如图2-5-17、图2-5-18所示。

该患者上颌正畸主弓丝分别于12-13与22-33之间设置了水平向小圈曲，下颌使用的是方丝多用途唇弓。两侧小圈曲分别于34、44之间挂3/16in橡皮圈实施短距离颌间垂直牵引，以期建立尖窝相嵌的紧密咬合关系。

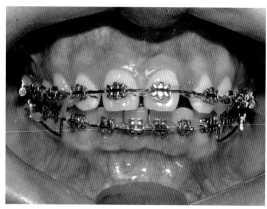

图2-5-15

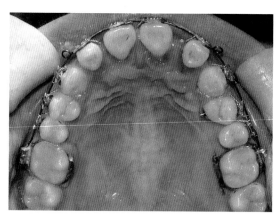

图2-5-16

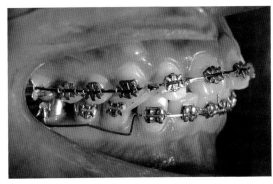

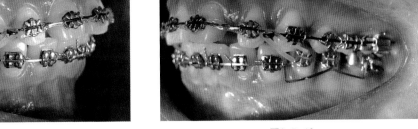

| 图2-5-17 | 图2-5-18 |

塑料牙模展示垂直向弯制小圈曲标准弓型，纳入固定矫治器托槽及颊面管的状况（图2-5-19～图2-5-22）。

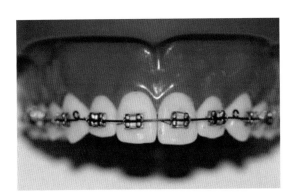

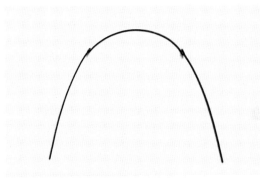

| 图2-5-19 | 图2-5-20 |

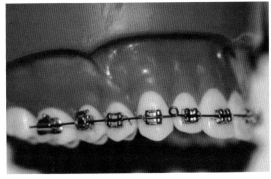

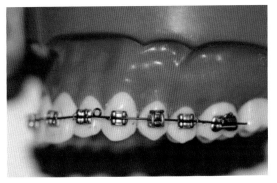

| 图2-5-21 | 图2-5-22 |

3. 双颌弓丝设置垂直向小圈曲矫治案例

该患者上下颌牙弓正畸主弓丝均在侧切牙与尖牙之间设置了垂直向小圈曲。牙弓4个象限中B区、C区及D区的小圈曲在磨牙颊面管之间挂3/16in橡皮圈，实施Ⅰ类弹力牵引，以期关闭牙列散在间隙（图2-5-23～图2-5-26）。

正畸主弓丝设置垂直向小圈曲，其曲突与牙面平行，异物感小，患者舒适度较好。

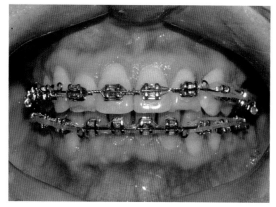

图2-5-23

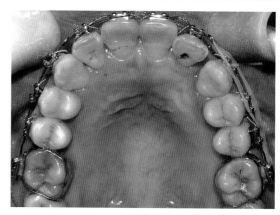

图2-5-24

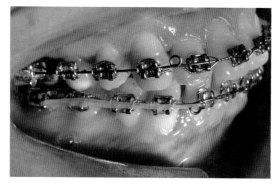

图2-5-25

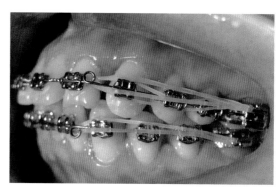

图2-5-26

4. 上颌弓丝设置垂直向小圈曲矫治案例〔图2-5-27 ~ 图2-5-30〕

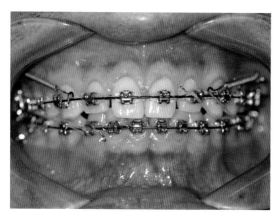

图2-5-27

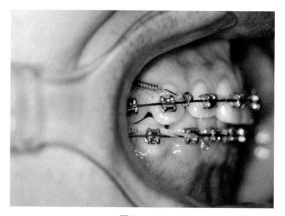

图2-5-28

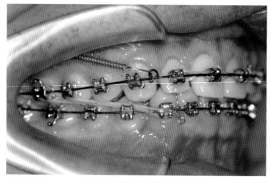

图2-5-29

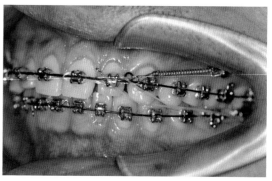

图2-5-30

第六节　　垂直曲

一、垂直曲的临床操作要点

让我们通过下面几张结构图来认识一下正畸功能曲：垂直曲，包括垂直开大曲、垂直带圈开大曲、垂直关闭曲、垂直带圈关闭曲（图2-6-1~图2-6-4）。

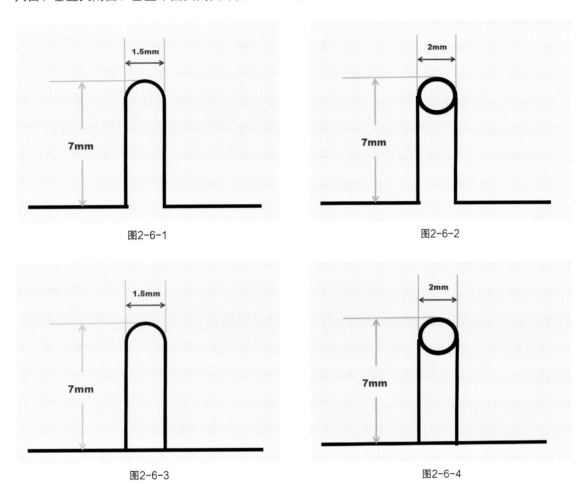

图2-6-1

图2-6-2

图2-6-3

图2-6-4

正畸临床实际应用的垂直曲，通常是用澳丝弯制的垂直开大曲、垂直带圈开大曲、垂直关闭曲、垂直带圈关闭曲（图2-6-5，图2-6-6）。

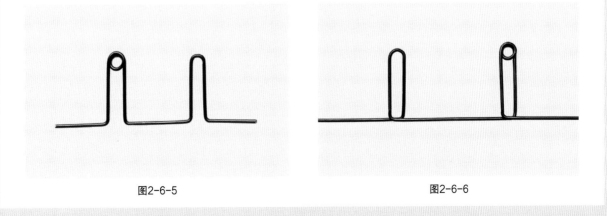

图2-6-5

图2-6-6

1. 弯制工具与材料

（1）弯制工具：细丝钳、Kim钳、末端切断钳。

（2）弯制材料：0.016in澳丝、0.018in澳丝。

2. 垂直曲的弯制尺寸

垂直开大曲及垂直带圈开大曲的弯制尺寸如图2-6-1、图2-6-2所示，垂直关闭曲及垂直带圈关闭曲弯制尺寸如图2-6-3、图2-6-4所示。

3. 垂直开大曲加力单位弓型（图2-6-7，图2-6-8）

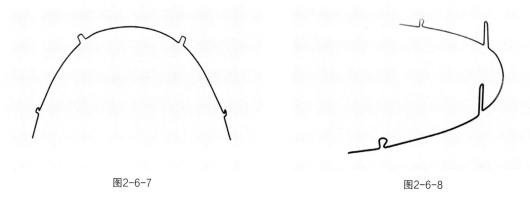

图2-6-7　　　　　　　　　　　　　　　　　　图2-6-8

4. 临床应用要点

垂直开大曲主要用来开辟牙列间隙。由于垂直曲有效增加了托槽间的弓丝长度，所以可以提供较为柔和而持久的矫治力量，特别适合严重牙列拥挤案例的早期矫治。

临床上为了增加垂直曲的弹性，可以在垂直曲的顶部弯制小圆圈，称之为垂直带圈曲。由于小圆圈的设置增加了相邻两牙托槽间的弓丝长度，故垂直带圈曲比垂直曲的弹性更好，矫治力更温和一些。这样即使降低垂直曲的高度，也不会影响弓丝的弹性，因而有利于减少对口腔黏膜的刺激。

单个垂直开大曲常应用于局部开大间隙，其作用类似于螺旋弹簧局部开展间隙。

两个垂直曲组成一个垂直曲加力单位，多个垂直曲加力单位可以对牙齿施加唇向或颊向移动、扭转、伸长、压低等力量，有效地实现对牙齿的三维控制。最常用于实现对牙齿的垂直向控制以及唇向开展牙弓。

目前直丝弓矫治技术的广泛应用，使得垂直曲加力单位的应用减少，通常早期解除拥挤可以通过使用镍钛丝，但对于某些特殊案例，垂直曲加力单位仍然很有效。

其优势尤其体现在垂直向移动牙齿或者唇向开展牙弓的同时需要对某颗或某几颗牙齿实现转矩控制方面。

比如，唇向错位、低于殆平面的尖牙，在伸长牙齿的同时要进行根舌向转矩控制，以改善牙龈水平。这时应用方丝弯制垂直曲加力单位，尤其有效。但要注意垂直曲不要刺激前庭沟软组织。

如果牙齿位置过高，或前庭沟浅，难以保证曲的高度，可以应用垂直带圈曲制作加力单位，以增加弓丝长度，从而增加弓丝的弹性。

在圆丝上弯制垂直曲用细丝钳，方丝弯制垂直曲则使用Kim钳或Tweed钳。常用0.016in澳丝弯制，用于初始排齐阶段。较少使用方丝，但如在开大间隙的同时需要转矩控制，则用方丝弯制垂直曲。

二、垂直曲的临床应用案例展示

1. 上颌弓丝垂直曲加力单位矫治替牙期反𬌗案例

这是一位替牙期中切牙反𬌗案例，采用垂直开大曲加力单位，唇展舌倾的中切牙进行矫治，注意正畸主弓丝于紧抵16、26磨牙颊面管的近中设置了停止曲，16、26的𬌗面使用了粘接式𬌗垫（图2-6-9～图2-6-12）。

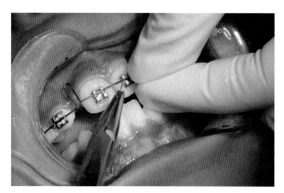

图2-6-9

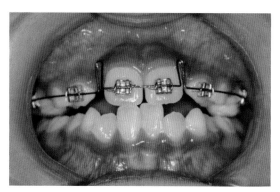

图2-6-10

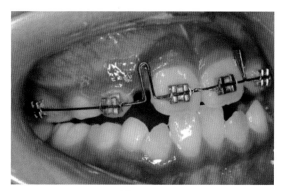

图2-6-11

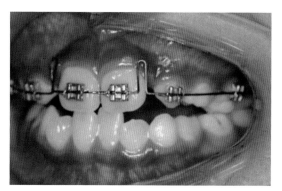

图2-6-12

2. 下颌弓丝3个连续垂直开大曲矫治牙列拥挤案例

该患者下颌切牙拥挤，在正畸主弓丝上弯制了3个连续垂直开大曲加力单位排齐拥挤牙列（图2-6-13～图2-6-16）。

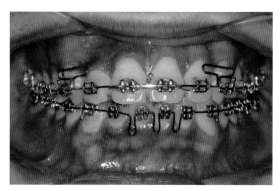

图2-6-13

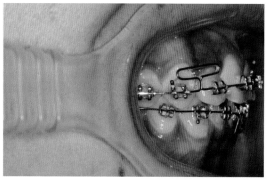

图2-6-14

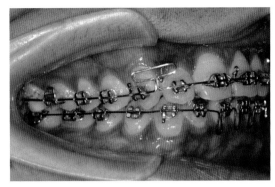
图2-6-15

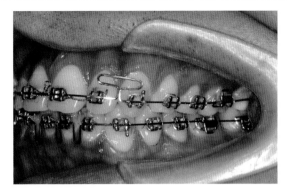
图2-6-16

3. 下颌弓丝2个垂直开大曲矫治轻度牙列拥挤案例

该患者下颌牙列轻度拥挤、32舌侧错位，使用0.016in澳丝于32托槽两侧设置了垂直开大曲加力单位，扩展间隙、排齐牙列（图2-6-17，图2-6-18）。

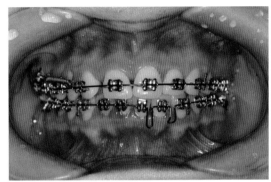
图2-6-17

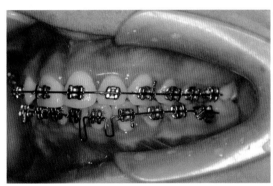
图2-6-18

4. 下颌弓丝设置垂直带圈关闭曲矫治案例

该患者下颌使用了0.016in澳丝，分别于32-33、42-43处弯制了垂直带圈关闭曲，下颌磨牙颊面管远中回抽弓丝加力，关闭牙列间隙。同时配合使用了颌间不对侧弹力牵引（右侧Ⅲ类、左侧Ⅱ类）（图2-6-19~图2-6-22）。

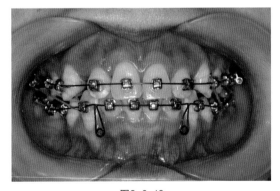
图2-6-19

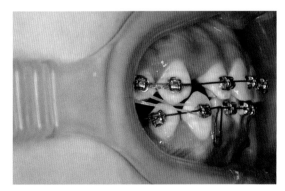
图2-6-20

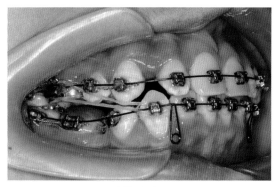
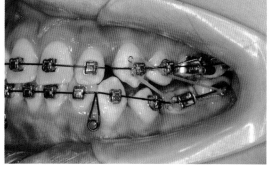

图2-6-21　　　　　　　　　　　　　　图2-6-22

5. 上颌片段弓异型垂直带圈关闭曲矫治案例

（1）矫治阶段1

如图2-6-23～图2-6-26所示为该患者初次使用异型垂直带圈关闭曲牙列状况。

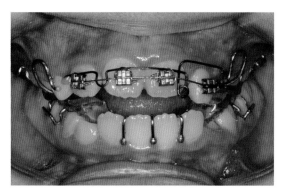
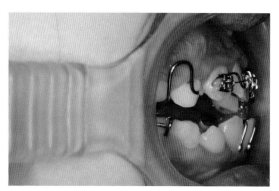

图2-6-23　　　　　　　　　　　　　　图2-6-24

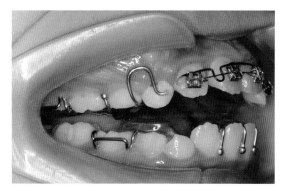
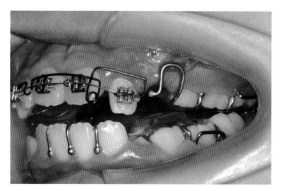

图2-6-25　　　　　　　　　　　　　　图2-6-26

（2）矫治阶段2

这是采用异型垂直带圈关闭曲矫治替牙期上颌22伸长案例。如图2-6-27～图2-6-30所示为矫治阶段牙列状况，显而易见22伸长状况获得纠正。

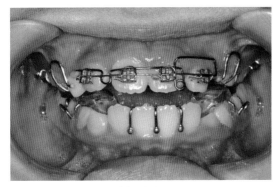

图2-6-27

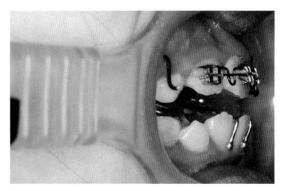

图2-6-28

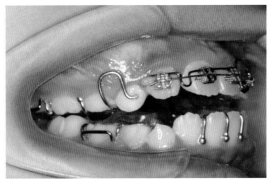

图2-6-29

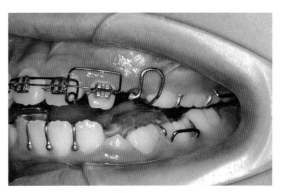

图2-6-30

6. 个别牙反殆案例

（1）矫治阶段1（图2-6-31~图2-6-34）

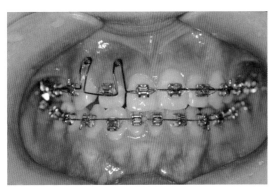

图2-6-31

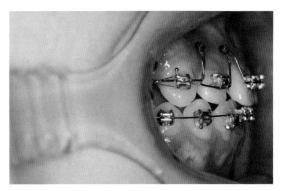

图2-6-32

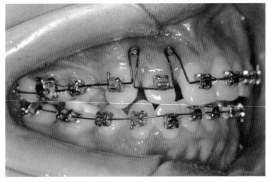

图2-6-33

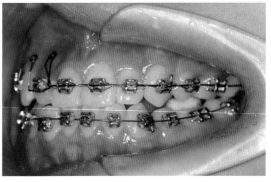

图2-6-34

（2）矫治阶段2（图2-6-35～图2-6-38）

备注：这是利用垂直带圈开大曲加力单位矫治12个别牙反𬌗案例，矫治阶段1初次使用垂直曲加力单位牙列状况。矫治阶段2可见12已经唇展，反𬌗获得纠正。

注意观察，在矫治该患者个别牙反𬌗的过程中使用了压低切牙的技巧，上颌垂直开大曲加力单位的水平臂并没有入槽，而是放置于12托槽切端的翼沟结扎；对应的下颌42托槽，弓丝也没有纳入槽沟，也是放置于12托槽切端的翼沟结扎。这样的处置，能够适度压低相应切牙，有利于个别牙反𬌗的矫治。

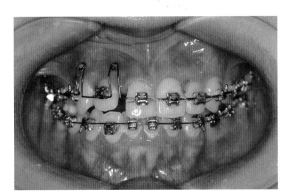

图2-6-35

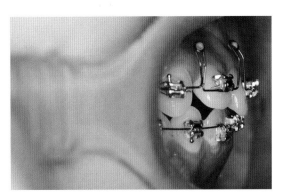

图2-6-36

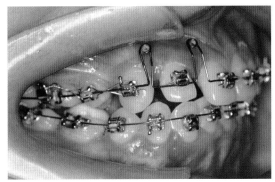

图2-6-37

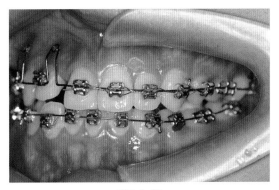

图2-6-38

7. 2×4技术矫治案例

（1）初诊牙列状况（图2-6-39～图2-6-42）

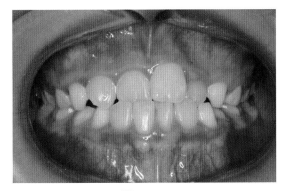

图2-6-39

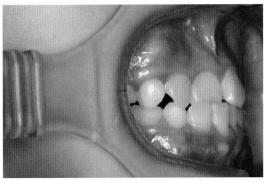

图2-6-40

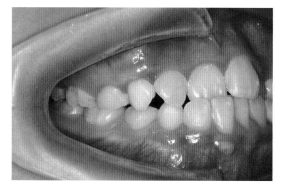

图2-6-41

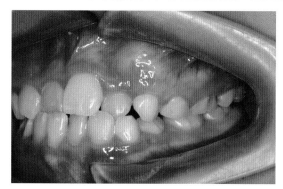

图2-6-42

（2）矫治阶段1（图2-6-43～图2-6-46）

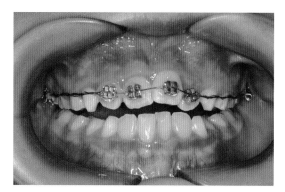

图2-6-43

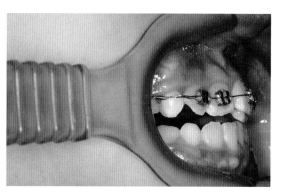

图2-6-44

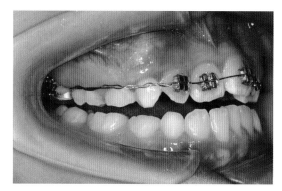

图2-6-45

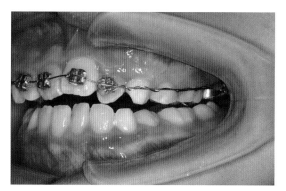

图2-6-46

（3）矫治阶段2（图2-6-47～图2-6-50）

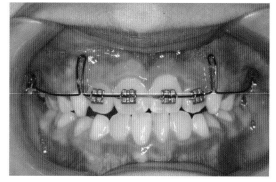

图2-6-47

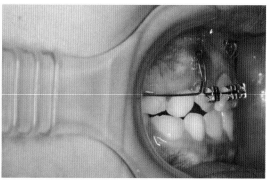

图2-6-48

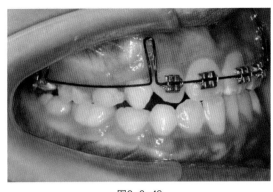

图2-6-49

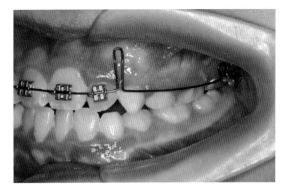
图2-6-50

（4）矫治阶段3（图2-6-51~图2-6-54）

备注：该患者替牙期前牙反殆，采用垂直开大曲加力单位进行矫治。矫治阶段1采用方丝弓2×4矫治技术，0.014in镍钛丝排齐牙列，两侧后牙段使用了保护性结扎丝技术。矫治阶段2使用了0.016in澳丝弯制垂直开大曲加力单位唇展上切牙，紧抵16、26磨牙颊面管近中设置了停止曲。矫治阶段3，该患者前牙反殆经上处理，已经获得纠正。

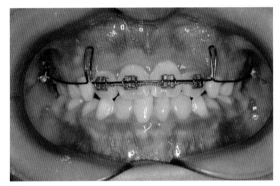
图2-6-51

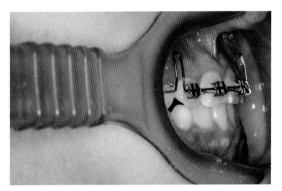
图2-6-52

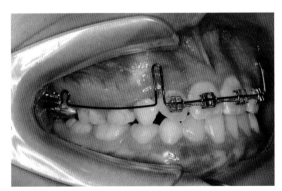
图2-6-53

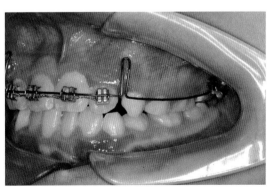
图2-6-54

一、方丝三联别针簧的临床操作要点

方丝三联别针簧示意图如图2-7-1～图2-7-4所示。

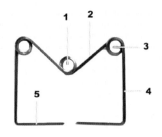

1.中簧圈 2.斜臂 3.上簧圈 4.纵臂 5.横臂

图2-7-1　方丝三联别针簧结构示意图

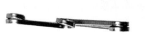

图2-7-2　从顶端观看方丝三联别针簧1

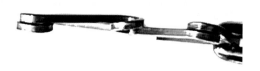

图2-7-3　从顶端观看方丝三联别针簧2

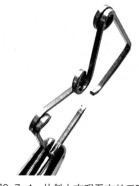

图2-7-4　从斜上方观看方丝三联别针簧

1. 弯制工具与材料

（1）弯制工具：Kim钳、细丝钳、末端切断钳。

（2）弯制材料：0.018in×0.025in的不锈钢方丝。

2. 方丝三联别针簧的弯制步骤（图2-7-5～图2-7-11）

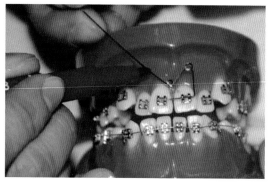

图2-7-5

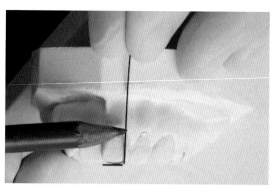

图2-7-6

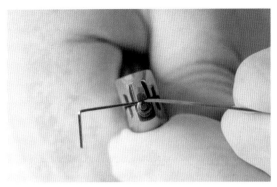

图2-7-7

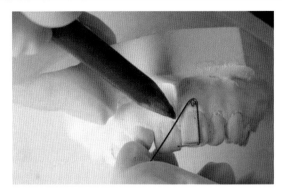

图2-7-8

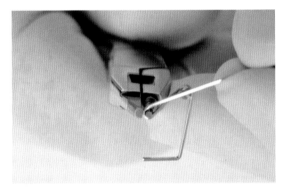

图2-7-9

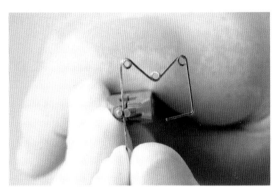

图2-7-10

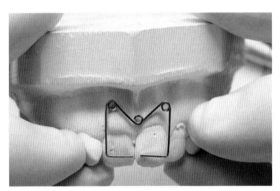

图2-7-11

二、方丝三联别针簧的临床应用案例展示

用在个别前牙的扭转、反𬌗，两颗中切牙高低不平以及牙间隙需要关闭的案例。个别牙反𬌗解除前通常每周复诊一次，反𬌗解除后每2～4周复诊一次。

1. 方丝三联别针簧矫治个别切牙反𬌗案例

个别切牙反𬌗，使用方丝三联别针簧矫治，下颌后牙使用了粘接式𬌗垫（图2-7-12，图2-7-13）。

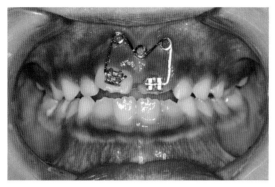

图2-7-12

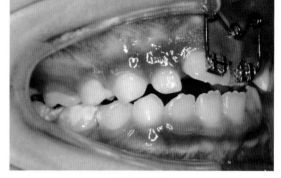

图2-7-13

2. 方丝三联别针簧矫治11-21切缘高低不平案例

该患者使用方丝三联别针簧矫治上颌11-21切缘高低不平，利用交互力获得良好矫治效果（图2-7-14，图2-7-15）。

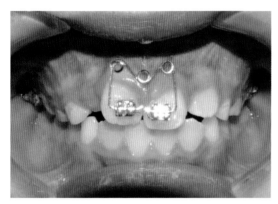

图2-7-14

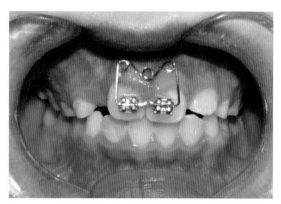

图2-7-15

3. 方丝三联别针簧矫治11-21扭转案例

该患者应用三联别针簧矫治11-21扭转案例（图2-7-16～图2-7-19）。

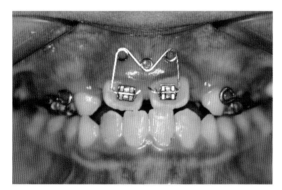

图2-7-16

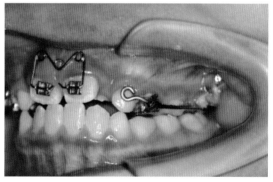

图2-7-17

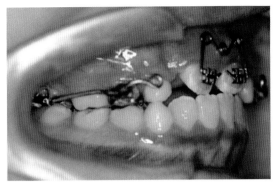
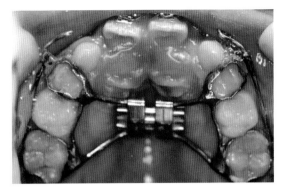

图2-7-18  图2-7-19

三、艺术三联别针簧的简要弯制步骤及应用案例

1. 简要弯制步骤（图2-7-20 ~ 图2-7-23）

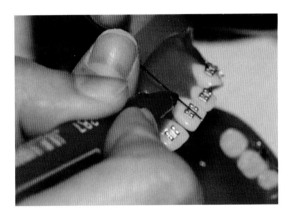

图2-7-20

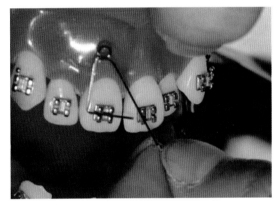

图2-7-21

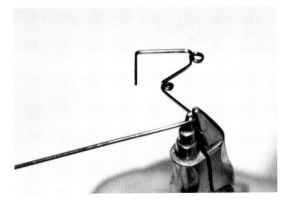

图2-7-22

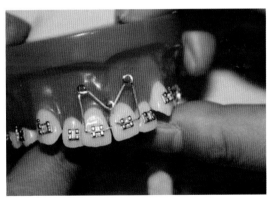

图2-7-23

2. 艺术三联别针簧矫治个别切牙反殆案例

（1）初诊拍摄照片（图2-7-24～图2-7-27）

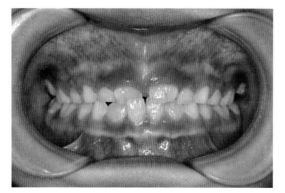

图2-7-24

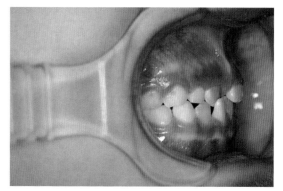

图2-7-25

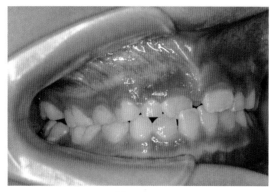

图2-7-26

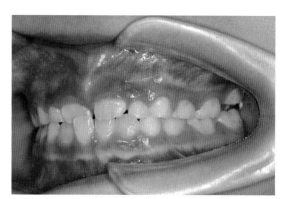

图2-7-27

（2）装配艺术三联别针簧（图2-7-28～图2-7-32）

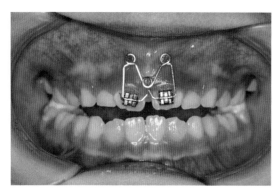

图2-7-28

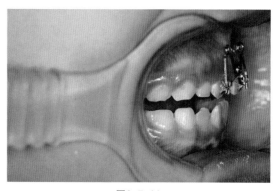

图2-7-29

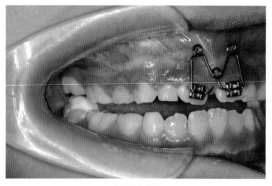

图2-7-30

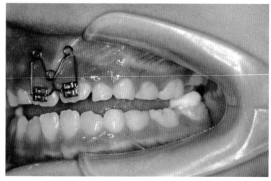

图2-7-31

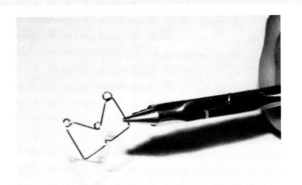

图2-7-32

（3）矫治阶段1（图2-7-33～图2-7-36）

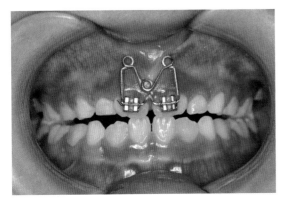

图2-7-33

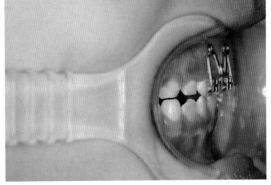

图2-7-34

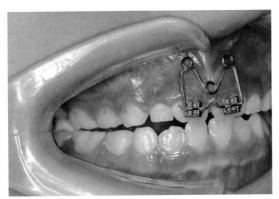

图2-7-35

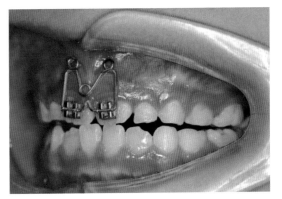

图2-7-36

（4）矫治阶段2（图2-7-37～图2-7-40）

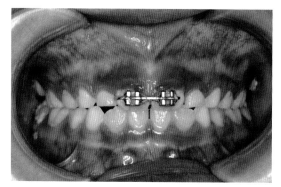

图2-7-37

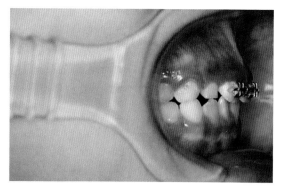

图2-7-38

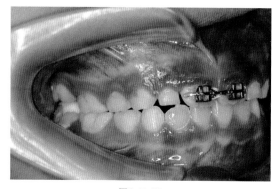

图2-7-39

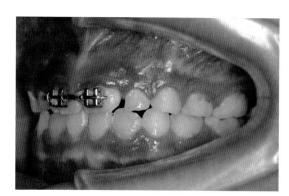

图2-7-40

一、方丝T形曲标准弓型的临床操作要点

方丝T形曲标准弓型如图2-8-1～图2-8-4所示。

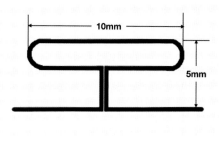

图2-8-1

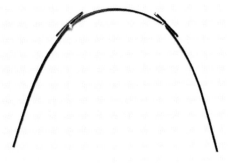

图2-8-2

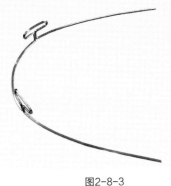

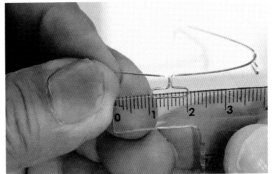

图2-8-3 图2-8-4

1. 弯制工具与材料

（1）弯制工具：Kim钳、细丝钳、末端切断钳、弓丝成型器、方丝转矩钳。

（2）弯制材料：0.017in×0.025in或0.018in×0.025in的不锈钢方丝。

2. 适应证

方丝T形曲标准弓型的作用同垂直关闭曲，因为曲的长度增加，所以弓丝的弹性更大。

3. 方丝T形曲标准弓型的弯制要点

弯制好的T形曲应该与弓丝平面垂直，从垂直向观，弓丝应该为一条直线。如果没有垂直向调整的特殊考虑，方丝T形曲的两水平臂应该在同一个平面上。

弓丝入槽结扎后，方丝T形曲应该均匀地平行于牙齿以及黏膜表面，既不要压迫牙龈，又不要离开黏膜过远以免刺激黏膜。

有时方丝T形曲位于牙弓转角时容易过于突出而刺激牙龈，这时可以将方丝T形曲适当调整出弧度使其适应牙弓的弧度。

方丝T形曲的高度要适当，曲高度过高会刺激黏膜形成溃疡；曲高度过低会影响曲的弹性，且可能与邻牙托槽发生干扰。

关闭间隙时，T形曲的位置应尽量靠近间隙近中的牙齿，这样可以留出足够的加力空间。临床上后抽弓丝加力，关闭间隙时一般每次后抽1mm。因此未加力时T形曲的近远中臂应该并在一起，这样可以准确地判断加力后抽的量，关闭间隙的过程中可以将弹力牵引挂在T形曲上。

二、方丝T形曲标准弓型的临床应用案例展示

1. 上颌方丝T形曲与下颌靴形曲组合矫治案例

该患者上颌使用方丝T形曲标准弓型，下颌使用方丝靴形曲标准弓型，右侧使用Ⅱ类颌间牵引，左侧使用Ⅲ类颌间牵引（图2-8-5～图2-8-8）。

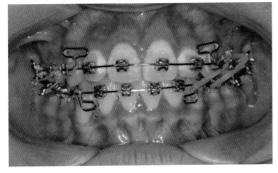

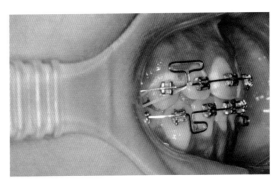

图2-8-5 图2-8-6

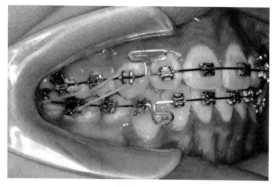

图2-8-7

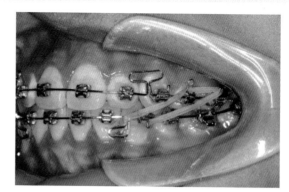

图2-8-8

2. 上颌方丝T形曲与下颌蛤蟆弓组合矫治案例

该患者上颌使用方丝T形曲标准弓型，下颌使用澳丝摇椅曲加蛤蟆弓，配合Ⅱ类颌间弹力牵引，以期打开咬合、调整磨牙关系（图2-8-9～图2-8-12）。

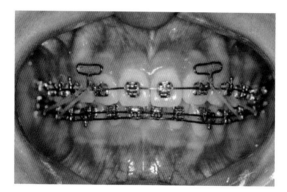

图2-8-9

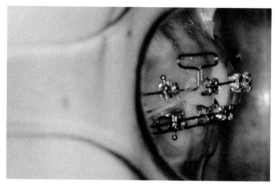

图2-8-10

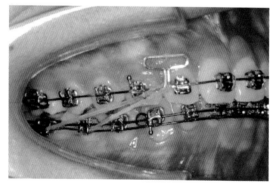

图2-8-11

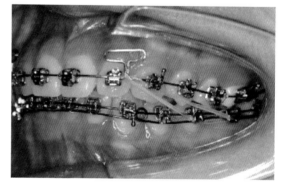

图2-8-12

3. 上颌方丝T形曲实施前牙倒三角形颌间牵引矫治案例

该患者上颌使用方丝T形曲标准弓型，11、21之间使用钳夹固定式牵引钩（正中钩），下颌使用方丝靴形曲标准弓型。前牙区使用交叉倒三角形颌间弹力牵引，两侧使用平行四边形Ⅱ类颌间牵引（图2-8-13～图2-8-16）。

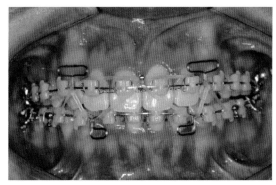

图2-8-13

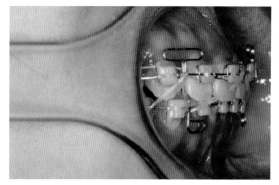

图2-8-14

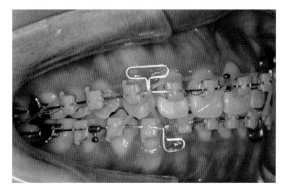

图2-8-15

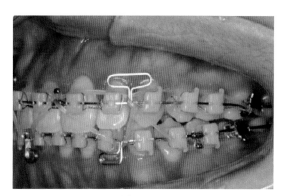

图2-8-16

4. 上颌蘑菇曲与下颌方丝T形曲组合矫治案例

该患者上颌使用的是方丝蘑菇曲标准弓型，配置长腿蛤蟆弓；下颌使用方丝T形曲标准弓型，配合使用Ⅱ类颌间弹力牵引（图2-8-17～图2-8-19）。

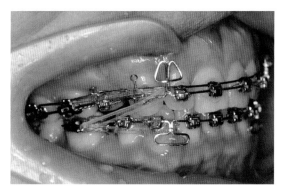

图2-8-17

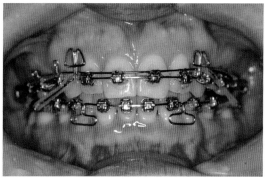

图2-8-18

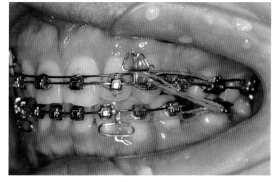

图2-8-19

5. 上颌方丝T形曲与下颌每侧2个靴形曲矫治案例

该患者上颌使用方丝T形曲标准弓型，下颌两侧分别使用2个连续方丝靴形曲标准弓型。右侧采用16-15/45-43四边形颌间弹力牵引，左侧采用25/33-36三角形颌间弹力牵引，均使用3/16in橡皮圈。以期调整上下牙列中线不齐及两侧不协调的磨牙关系（图2-8-20～图2-8-23）。

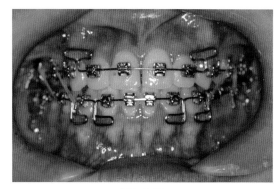
图2-8-20

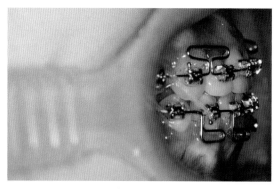
图2-8-21

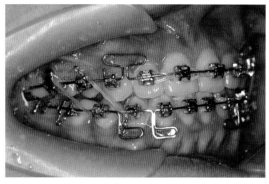
图2-8-22

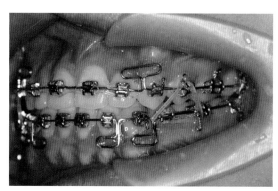
图2-8-23

6. 上颌方丝T形曲设置正中牵引钩颌间牵引矫治案例

这是一个使用金属自锁托槽矫治案例，该患者上颌使用方丝T形曲标准弓型，11、21之间使用0.25mm结扎丝制作的正中牵引钩，下颌使用方丝靴形曲标准弓型（图2-8-24～图2-8-27）。

前牙区使用交叉倒三角形颌间弹力牵引，两侧使用平行四边形II类颌间牵引。

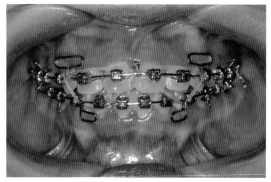
图2-8-24

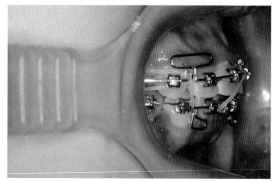
图2-8-25

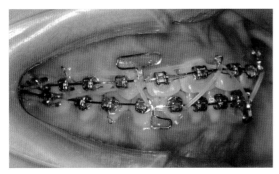
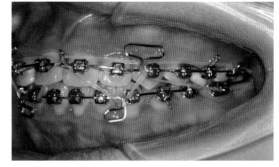

图2-8-26　　　　　　　　　　　　　　图2-8-27

7. 上颌方丝T形曲前后脚捆绑后牙段颌间牵引矫治案例

该患者上颌使用方丝T形曲标准弓型，下颌使用方丝靴形曲标准弓型，两侧使用四边形颌间弹力牵引，以期建立紧密的后牙咬合关系（图2-8-28～图2-8-31）。

注意：上颌两侧方丝T形曲前后脚分别用0.25mm结扎丝缠绕结扎连接在一起。这样正畸主弓丝的刚性及稳定性增加。

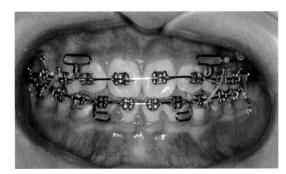
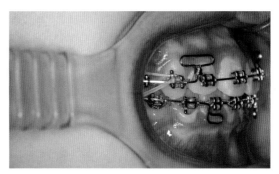

图2-8-28　　　　　　　　　　　　　　图2-8-29

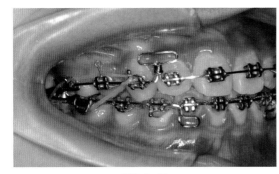
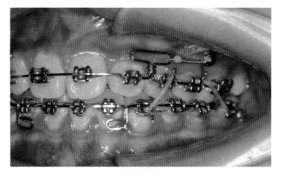

图2-8-30　　　　　　　　　　　　　　图2-8-31

图2-8-32展示的是方丝T形曲标准弓型，前牙段弯制了人字曲的状况。

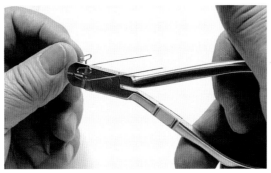

图2-8-32

一、方丝靴形曲的临床操作要点

1. 弯制工具与材料

（1）弯制工具：Kim钳、细丝钳、末端切断钳、弓丝成型器、方丝转矩钳。

（2）弯制材料：0.017in×0.025in或0.018in×0.025in的不锈钢方丝。

2. 弯制要点

方丝靴形曲的弯制步骤，采用Kim钳，按照使用钳子"方喙、方喙、圆喙、圆喙、方喙"的顺序进行操作（图2-9-1~图2-9-7）。

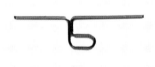

图2-9-1

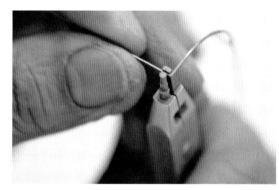

图2-9-2

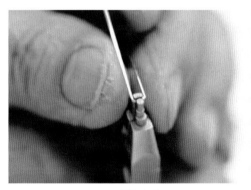

图2-9-3

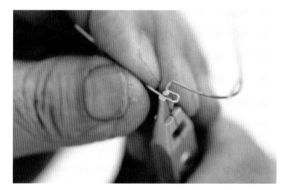

图2-9-4

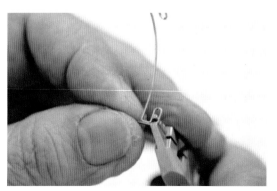

图2-9-5

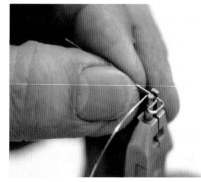

图2-9-6

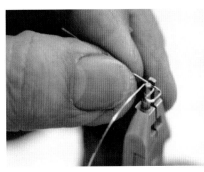

图2-9-7

3. 方丝靴形曲标准弓型的弯制步骤（图2-9-8 ~ 图2-9-11）

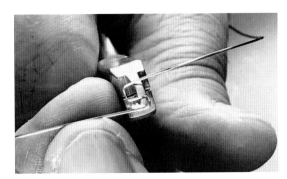

图2-9-8

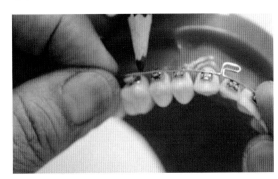

图2-9-9

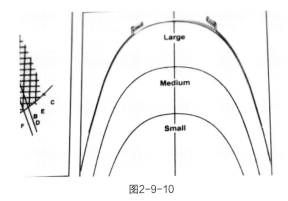

图2-9-10

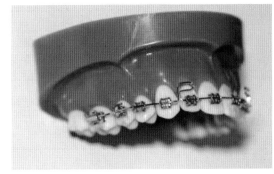

图2-9-11

二、方丝靴形曲的临床应用案例展示

1. 下颌牙弓每侧设置单个靴形曲矫治案例

该患者上颌使用方丝平直弓型，下颌使用靴形曲标准弓型，两侧挂1/4in橡皮圈实施梯形弹力牵引，以期建立后牙紧密咬合关系（图2-9-12 ~ 图2-9-15）。

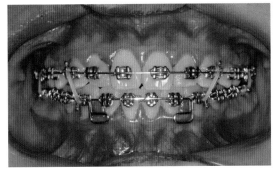

图2-9-12

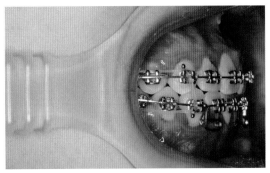

图2-9-13

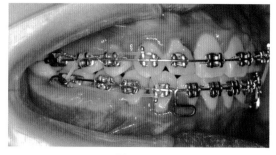

图2-9-14

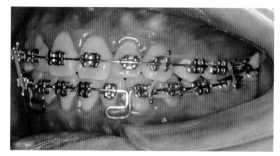

图2-9-15

2. 双颌牙弓每侧设置2个靴形曲矫治案例

该患者上下颌两侧分别使用2个连续方丝靴形曲标准弓型。上颌4颗切牙连续"8"字紧密结扎，两侧颧突钉分别于12、22之间挂拉簧牵引；下颌两侧第2个靴形曲分别于16、26之间挂3/16in橡皮圈实施Ⅲ类颌间弹力牵引（图2-9-16~图2-9-19）。

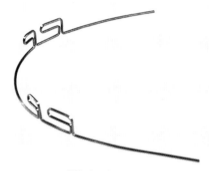

图2-9-16

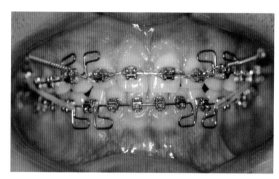

图2-9-17

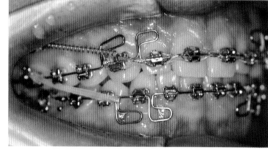

图2-9-18

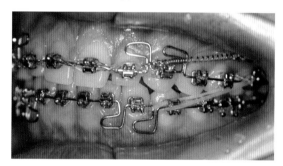

图2-9-19

3. 下颌牙弓每侧设置3个靴形曲矫治案例

备注：该患者上颌使用0.018in澳丝平直弓型，下颌牙弓两侧分别弯制3个连续方丝靴形曲标准弓型。右侧17-16/47跨𬌗弹力牵引，16-15/46及15-13/45倒三角形颌间牵引；左侧26-27/37跨𬌗弹力牵引，25-26/36及23-24/35倒三角形颌间牵引。以上颌间弹力牵引均使用3/16in橡皮圈（图2-9-20~图2-9-23）。图2-9-24、图2-9-25展示了多个连续方丝靴形曲弓型。

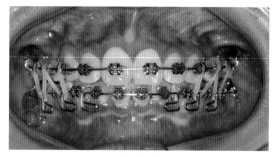

图2-9-20

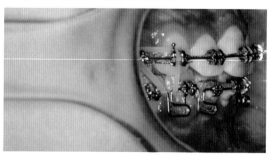

图2-9-21

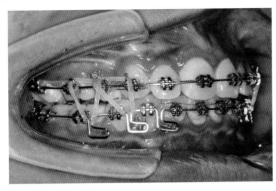

图2-9-22

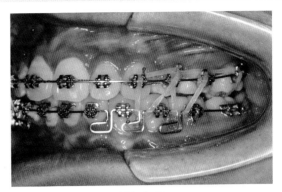

图2-9-23

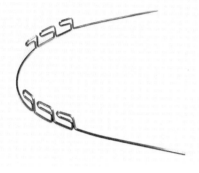

图2-9-24

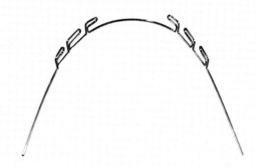

图2-9-25

4. 上颌T形曲与下颌每侧2个连续靴形曲组合矫治案例

该患者上颌使用方丝T形曲标准弓型，下颌两侧分别使用2个连续方丝靴形曲标准弓型。两侧使用梯形四边形颌间弹力牵引，以期建立后牙紧密咬合关系（图2-9-26～图2-9-29）。

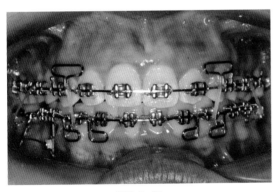

图2-9-26

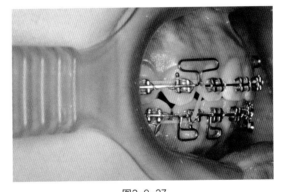

图2-9-27

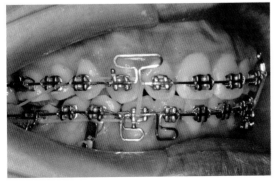

图2-9-28

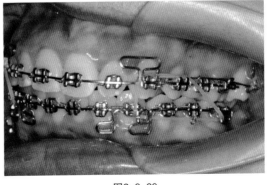

图2-9-29

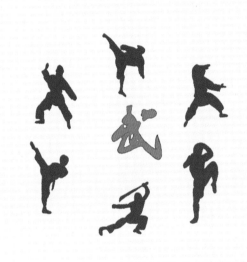

Chapter 3

正畸弓丝训练科目之二

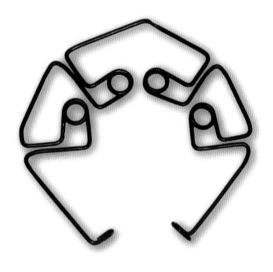

一、心跳簧的临床操作要点

首先让我们通过下面几张图片认识一下正畸附件：心跳簧（图3-1-1～图3-1-6）。正畸附件装置心跳簧，因其形态和心电图QRS波形相似，故而命名为心跳簧（图3-1-6）。

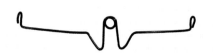

图3-1-1

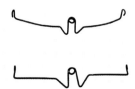

图3-1-2

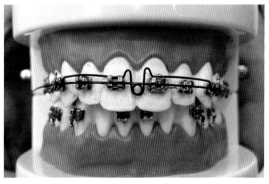

图3-1-3

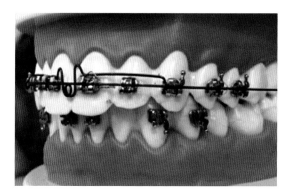

图3-1-4

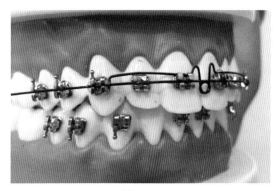

图3-1-5

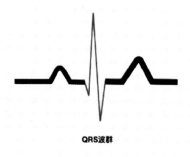

QRS波群

图3-1-6

1. 弯制工具与材料

（1）弯制工具：细丝钳、末端切断钳。

（2）弯制材料：0.016in澳丝、0.018in澳丝。

2. 临床应用要点

心跳簧多用于矫治牙列拥挤案例，该装置激活后主要用于局部牙列扩弓，开展微小间隙，排齐牙列。

3. 临床用途及临床应用注意事项

该装置激活后主要用于局部牙列扩弓、开展微小间隙，此曲通常用于牙列拥挤减数案例、便于排齐前牙拓展间隙，可以快速有效地为扭转、拥挤牙提供间隙。

此装置结构特点为正畸澳丝弯制的弹性扩展辅弓，中间垂直带圈开大曲压缩后向两侧回弹，两侧末端挂钩挂于主弓丝上（镍钛丝如0.014in或0.016in），并且抵住拓展牙位托槽近中，应用结扎丝将该曲水平部结扎到托槽上，一般长度超过2~3个牙位，每侧各一个牙位即可。

澳丝心跳簧与镍钛软丝结合应用，能充分发挥软丝与硬丝的特点，可以边扩展牙弓（维持良好的弓型）边排齐牙列，获得良好的矫治效果。心跳簧的圈簧应位于正畸主弓丝的𬌗方，即牙齿切缘与正畸主弓丝之间心跳簧大多数情况下在排齐牙列初期阶段使用，也可在后期精细调整阶段应用。

二、心跳簧的临床应用案例展示

1. 上颌减数14及24前牙使用心跳簧矫治案例（图3-1-7 ~ 图3-1-10）

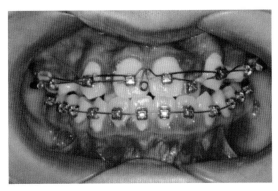

图3-1-7

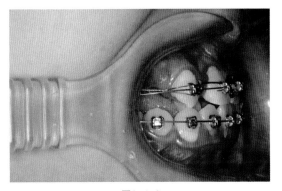

图3-1-8

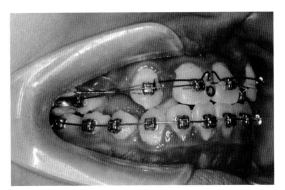

图3-1-9

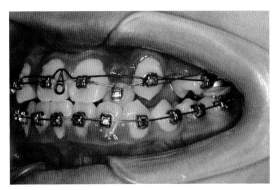

图3-1-10

2. 下颌减数35及45前牙使用心跳簧矫治案例（图3-1-11～图3-1-14）

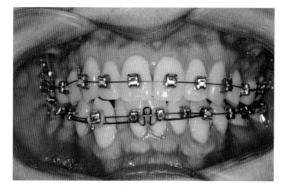

图3-1-11

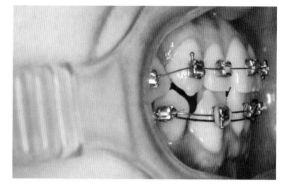

图3-1-12

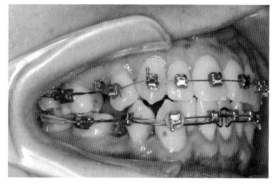

图3-1-13

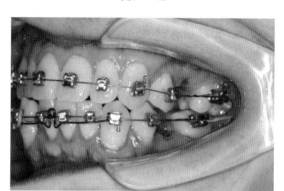

图3-1-14

3. 上下颌前牙同时使用心跳簧矫治案例（图3-1-15～图3-1-18）

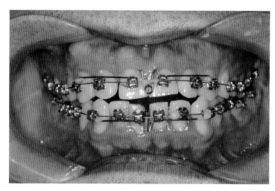

图3-1-15

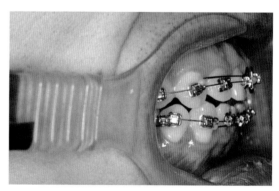

图3-1-16

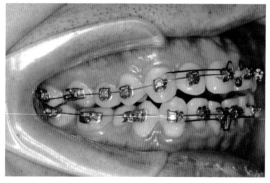

图3-1-17

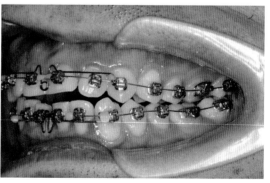

图3-1-18

4. 上颌前牙使用不对称扩展臂心跳簧矫治案例（**图3-1-19 ~ 图3-1-22**）

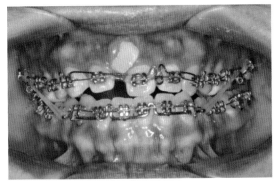

图3-1-19

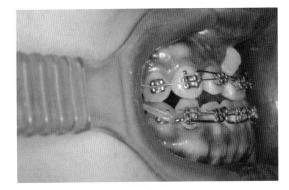

图3-1-20

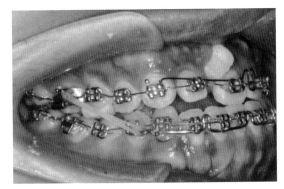

图3-1-21

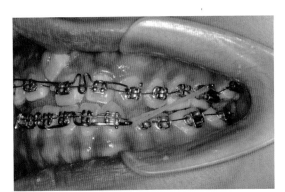

图3-1-22

5. 下颌减数34及44前牙使用心跳簧矫治案例（**图3-1-23 ~ 图3-1-26**）

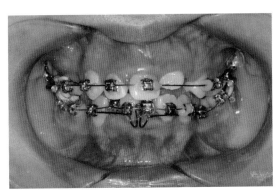

图3-1-23

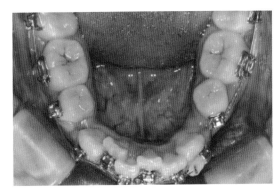

图3-1-24

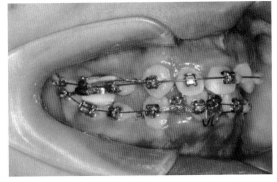

图3-1-25

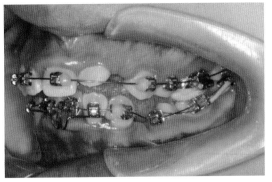

图3-1-26

6. 下颌牙弓侧方使用心跳簧矫治案例

（1）矫治阶段1（图3-1-27～图3-1-30）

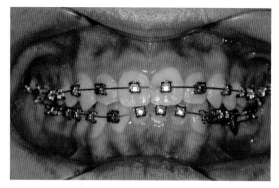

图3-1-27

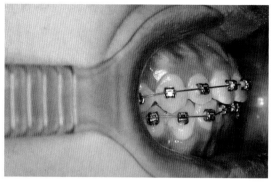

图3-1-28

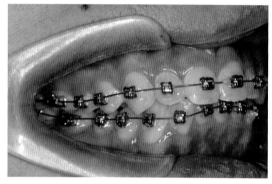

图3-1-29

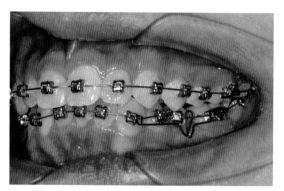

图3-1-30

（2）矫治阶段2（图3-1-31～图3-1-34）

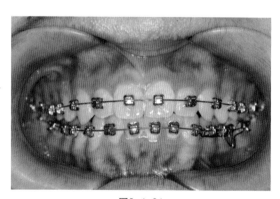

图3-1-31

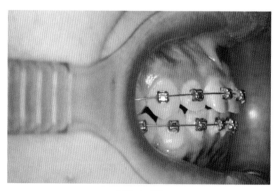

图3-1-32

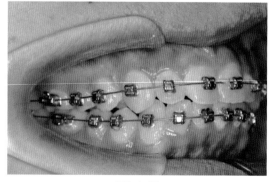

图3-1-33

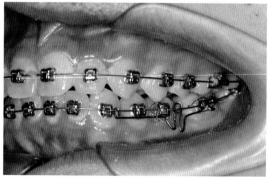

图3-1-34

一、分牙簧的临床操作要点

让我们通过下面分牙簧及弯制步骤图片，来认识一下正畸附件：分牙簧（图3-2-1~图3-2-7）。

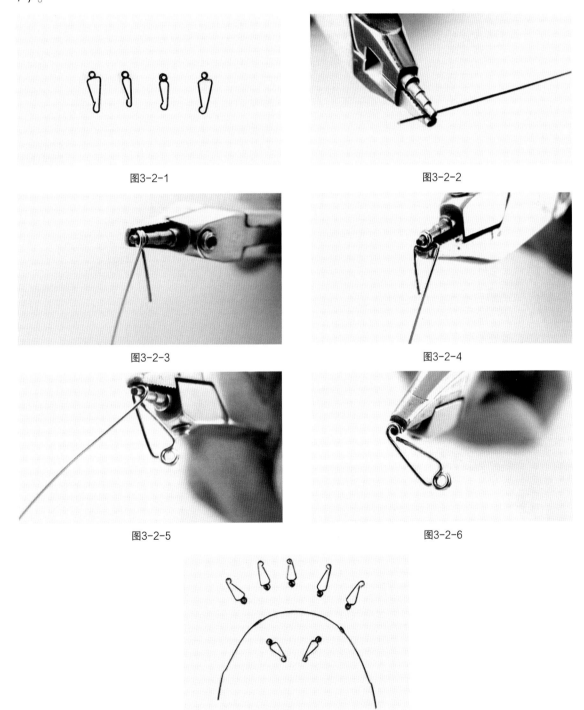

图3-2-1

图3-2-2

图3-2-3

图3-2-4

图3-2-5

图3-2-6

图3-2-7

1. 弯制工具与材料

（1）弯制工具：细丝钳、Tweed钳、末端切断钳。

（2）弯制材料：0.016in澳丝。

2. 临床应用要点

虽然目前临床上正畸医生多用弹力橡皮圈分牙，但当第二磨牙阻生与第一磨牙邻接不良时，或成人第一磨牙、第二磨牙邻接太紧密时以及牙邻面为面状接触的两邻牙者，分牙簧是唯一能解决分牙问题的有效方法。正畸医生应熟练掌握其弯制技术及应用技巧作为后备技术。弯制分牙簧，也是年轻医生步入正畸临床操作，训练自己的动手能力、弯制弓丝技巧的一种方式。

二、分牙簧的临床应用案例展示（图3-2-8～图3-2-12）

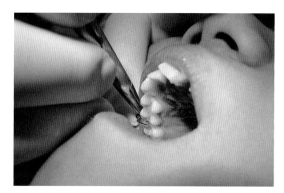

图3-2-8

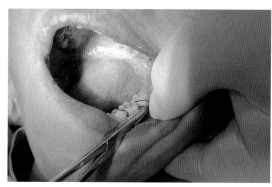

图3-2-9

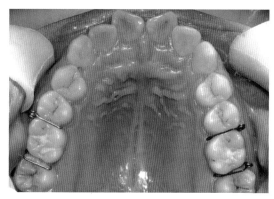

图3-2-10

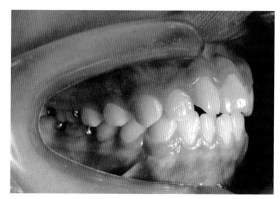

图3-2-11

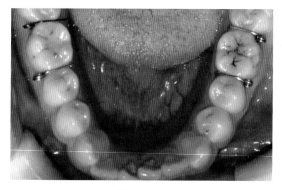

图3-2-12

一、小蜜蜂的临床操作要点

让我们通过下面几张图片认识一下正畸附件：小蜜蜂（图3-3-1～图3-3-4）。

图3-3-1

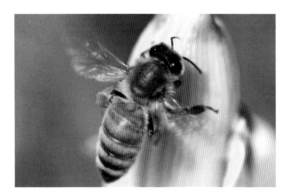

图3-3-2

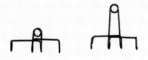

图3-3-3

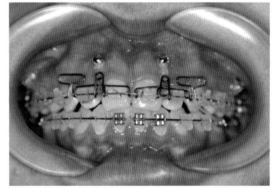

图3-3-4

1. 弯制工具与材料

（1）弯制工具：细丝钳、末端切断钳。

（2）弯制材料：0.018in澳丝。

2. 临床应用要点

正畸临床矫治深覆𬌗露龈笑，采用上颌切牙根间支抗钉挂橡皮链与小蜜蜂结合应用，图3-3-5～图3-3-8演示了在塑料牙模上使用穿针引线技术在种植钉与小蜜蜂之间挂橡皮链的操作过程。

种植钉支抗压低上颌切牙矫治露龈笑、矫治内倾型深覆𬌗，通常采用穿针引线技术，即在前牙根间支抗钉与小蜜蜂之间挂橡皮链是一个不错的选择，小蜜蜂起到一个支架作用，可以撑开橡皮链对牙龈组织的刺激，特别对于牙槽骨前突、上切牙舌倾的闭锁𬌗案例，同时具有使上颌切牙牙冠唇向转矩的功能。

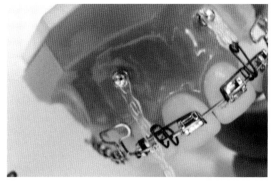

图3-3-5

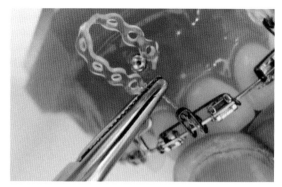

图3-3-6

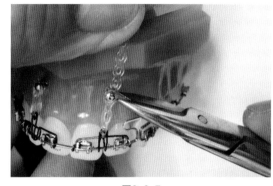

图3-3-7

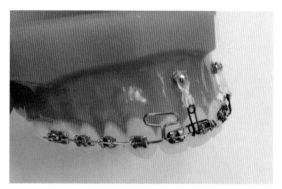

图3-3-8

二、小蜜蜂的临床应用案例展示

1. 上颌前牙根间钉配置牵引支架小蜜蜂矫治案例（图3-3-9～图3-3-12）

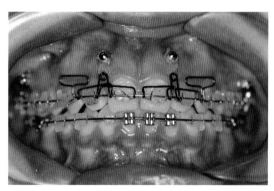

图3-3-9

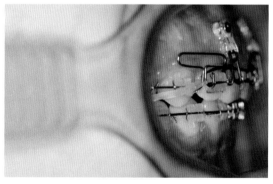

图3-3-10

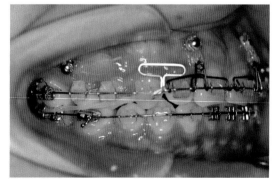

图3-3-11

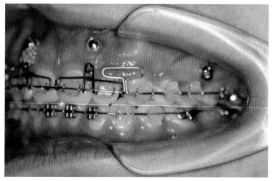

图3-3-12

2. 上颌颧突钉高位牵引配置撑子型小蜜蜂矫治案例（图3-3-13，图3-3-14）

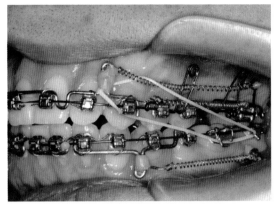

图3-3-13

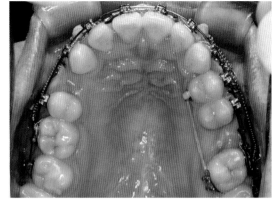

图3-3-14

3. 上颌两侧后牙区配置撑子型小蜜蜂矫治案例（图3-3-15～图3-3-18）

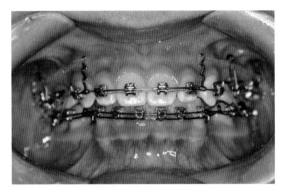

图3-3-15

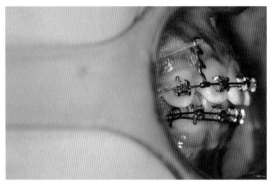

图3-3-16

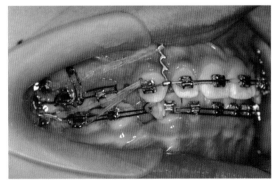

图3-3-17

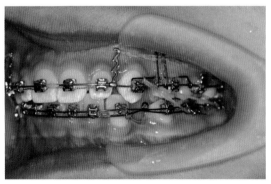

图3-3-18

4. 下颌两侧颊棚钉弹力牵引配置撑子型小蜜蜂矫治案例（图3-3-19～图3-3-22）

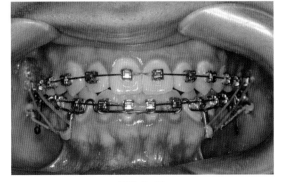

图3-3-19

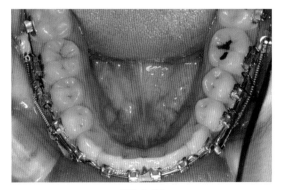

图3-3-20

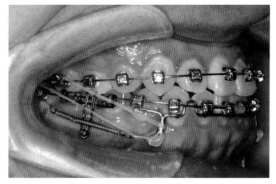

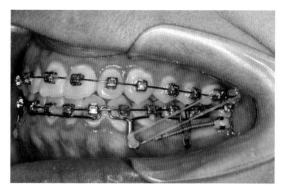

图3-3-21　　　　　　　　　　　　　　　　图3-3-22

一、控根小蜜蜂的临床操作要点

让我们通过下面几张图片认识一下正畸附件：控根小蜜蜂（图3-4-1～图3-4-4）。

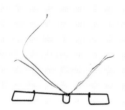

图3-4-1

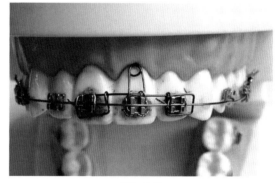

图3-4-2

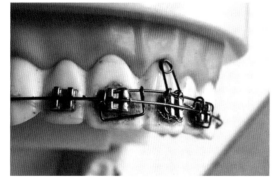

图3-4-3

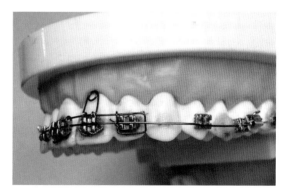

图3-4-4

1. 弯制工具与材料

（1）弯制工具：细丝钳、末端切断钳、记号笔。

（2）弯制材料：0.016in澳丝。

2. 临床应用要点

控根小蜜蜂是一种应用于前牙段的控根辅弓，正畸临床上通常使用直径0.016in的澳丝弯制，其中间设置的垂直带圈曲（竖突）与两翼（方框结构）成70°～90°相交，竖突平行置放于需要控根牙齿的冠方中轴线上尽量贴近牙颈部（靠近阻抗中心），两边的方框分别置放于近、远中邻牙的主弓丝下方，然后用0.25mm结扎丝将其结扎固定于主弓丝上，使控根小蜜蜂发挥正转矩的控根作用，并用0.019in×0.025in不锈钢方丝弯制片段弓，结扎在前牙12-22的托槽切端，增强其支抗值，用来抵抗控根小蜜蜂的反作用力，从而使控根小蜜蜂（竖突）实施的正转矩力量全部集中在尖牙上，以利于取得良好的控根效果。

控根小蜜蜂适用于单个上颌中切牙、尖牙的牙冠舌倾、根形外露以及轻度骨破裂、骨开窗的矫治。

二、控根小蜜蜂的临床应用案例展示

1. 上颌方丝T形曲配置控根小蜜蜂矫治尖牙根形外露案例

（1）矫治阶段1（图3-4-5～图3-4-8）

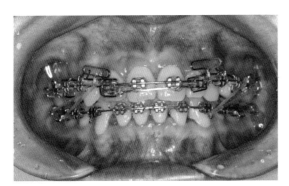

图3-4-5

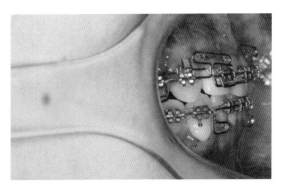

图3-4-6

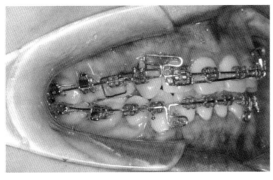

图3-4-7

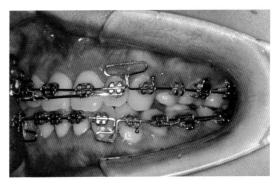

图3-4-8

（2）矫治阶段2（图3-4-9～图3-4-12）

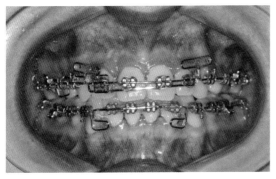

图3-4-9

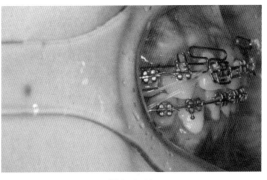

图3-4-10

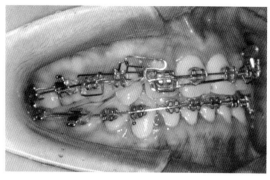

图3-4-11

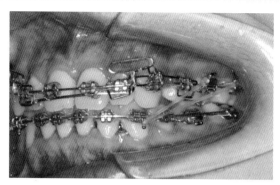

图3-4-12

2. 上颌牙弓配置控根小蜜蜂矫治14-13-12牙冠舌倾案例

图3-4-13、图3-4-14为该患者初次就诊及装配控根小蜜蜂的牙列状况；图3-4-15、图3-4-16为矫治阶段的牙列状况，14-13-12牙冠舌倾已经获得良好的控根移动矫治效果（14-13-12与44-43-42的反𬌗关系已解除）。

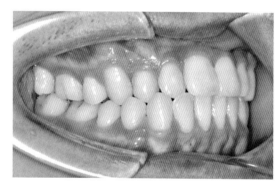

图3-4-13

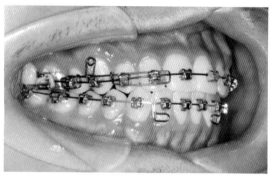

图3-4-14

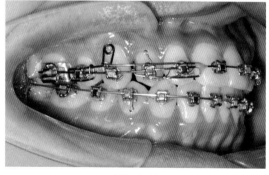

图3-4-15

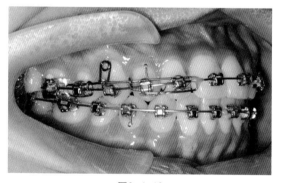

图3-4-16

3. 上颌尖牙冠舌倾根形外露配置控根小蜜蜂矫治案例（图3-4-17～图3-4-20）

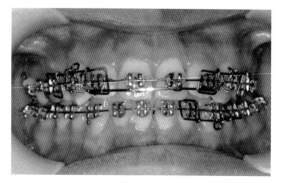

图3-4-17

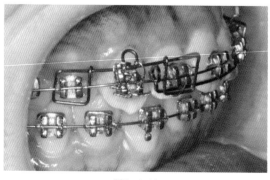

图3-4-18

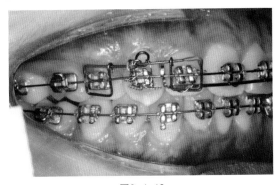

图3-4-19

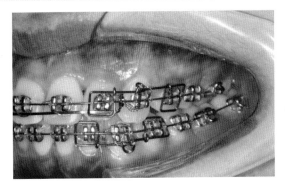

图3-4-20

第五节　蝎子摆尾

一、蝎子摆尾的临床操作要点

让我们通过下面2张图片认识一下正畸附件：蝎子摆尾（图3-5-1，图3-5-2）。

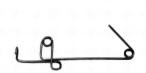

图3-5-1

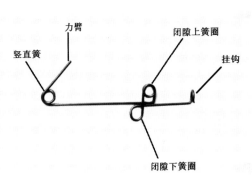

图3-5-2

1. 弯制工具与材料

（1）弯制工具：细丝钳、末端切断钳、Kim钳。

（2）弯制材料：0.014in澳丝，0.016in澳丝。

2. 蝎子摆尾的弯制步骤（**图3-5-3～图3-5-10**）

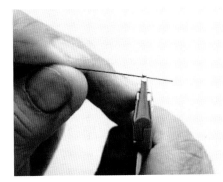

图3-5-3

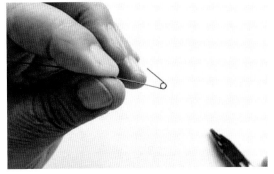

图3-5-4

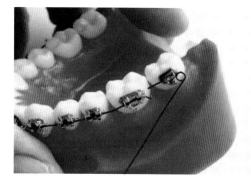

图3-5-5

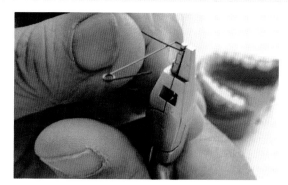

图3-5-6

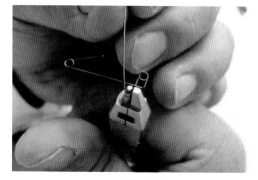

图3-5-7

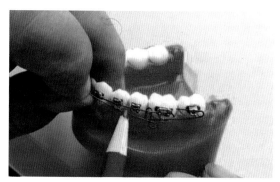

图3-5-8

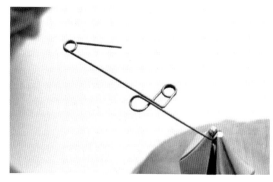

图3-5-9

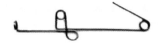

图3-5-10

3. 牙模演示正畸附件——蝎子摆尾的装配步骤（图3-5-11～图3-5-13）

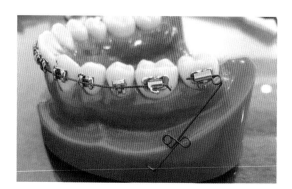

图3-5-11

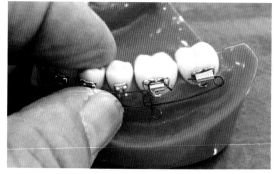

图3-5-12

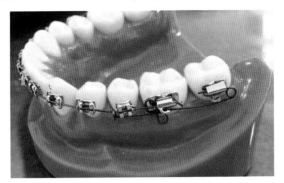

图3-5-13

4. 临床应用要点

在现代磨牙近中平移技术中常常涉及下颌第三磨牙或第二磨牙的近中平移问题，第三磨牙发生近中倾斜阻生现象比较常见，有的第三磨牙甚至水平阻生。

第一磨牙严重龋坏矫治设计拔除后，如何保留后续2颗磨牙是对正畸医生的考验和挑战，也是对现代口腔正畸医学的要求。正常牙位的磨牙可以通过正畸手段前移一个磨牙牙位，即第二磨牙前移一个牙位取代第一磨牙，后续的第三磨牙前移一个牙位取代第二磨牙，完成关闭缺失的磨牙间隙。

想要让倾斜的第三磨牙近中移动，首先需要竖直磨牙。如何竖直第三磨牙呢？是我们正畸医生必须面临的实际问题。通过大量的临床实践和摸索，我们研发了一种特别适合中国国情的正畸附件竖直磨牙装置（获得国家专利），由于它的形状很像一个硕大的蝎子，我们的正畸网友给它起了个名字叫"蝎子摆尾"。

通过下述4个临床应用案例，我们可以领悟到蝎子摆尾竖直磨牙使用细丝轻力，借力打力、顺势而为，起到四两拨千斤的功效。

二、蝎子摆尾的临床应用案例展示

1. 下颌安放蝎子摆尾竖直38近中阻生矫治案例（图3-5-14～图3-5-16）

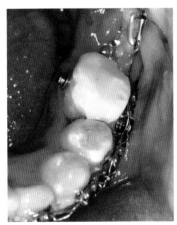

图3-5-14

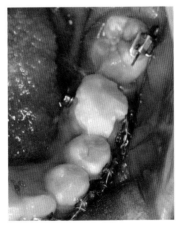

图3-5-15

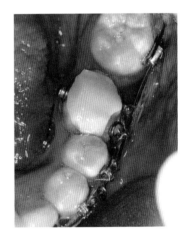

图3-5-16

2. 下颌安放蝎子摆尾竖直37近中倾斜矫治案例（图3-5-17～图3-5-22）

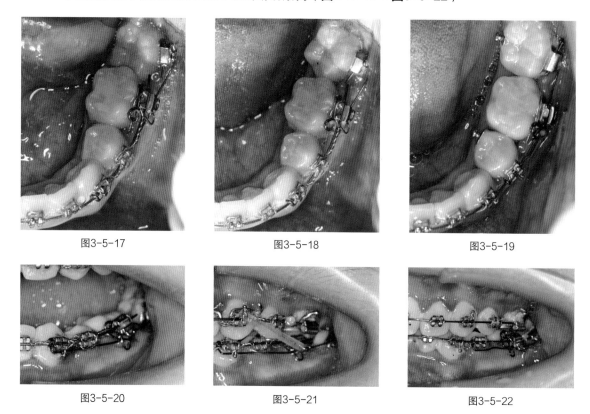

图3-5-17

图3-5-18

图3-5-19

图3-5-20

图3-5-21

图3-5-22

备注：矫治之前拔除38，提供37直立空间。

3. 下颌安放蝎子摆尾竖直38与48矫治案例（图3-5-23～图3-5-27）

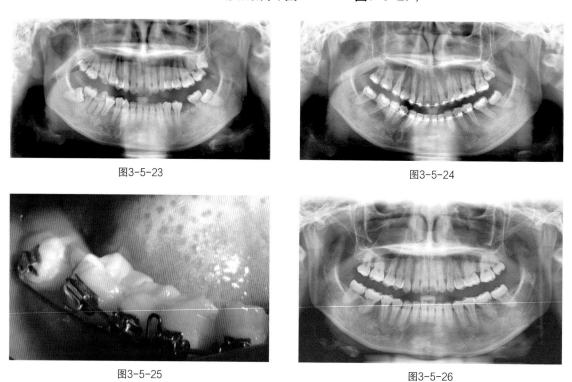

图3-5-23

图3-5-24

图3-5-25

图3-5-26

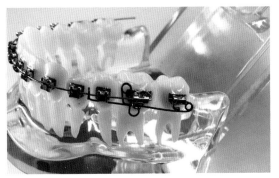

图3-5-27

4. 下颌安放蝎子摆尾竖直46近中倾斜矫治案例（图3-5-28~图3-5-31）

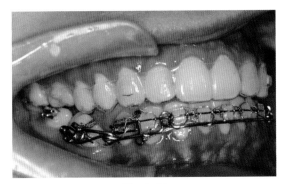

图3-5-28

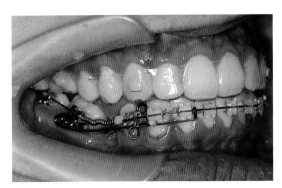

图3-5-29

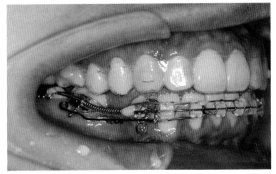

图3-5-30

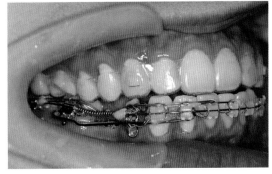

图3-5-31

备注：45颌骨内埋伏阻生。

第六节 梅花弓

一、梅花弓的临床操作要点

让我们通过下面几张图片认识一下正畸辅弓：梅花弓（图3-6-1~图3-6-3），它的形状很像图3-6-4中展示的梅花，故起名为梅花弓。

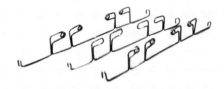

图3-6-1

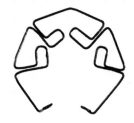

图3-6-2

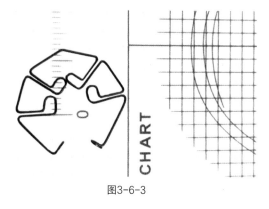

图3-6-3

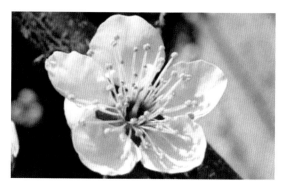

图3-6-4

1. 弯制工具与材料

（1）弯制工具：细丝钳、末端切断钳。

（2）弯制材料：0.016in澳丝或0.018in澳丝。

2. 特别提示

目前，上海武广增正畸团队的梅花弓弯制工艺已经进行了改进，以前弯制靴形曲是在相邻两颗切牙的边缘嵴间用记号笔画线做标记，改进后的为在切牙托槽远中缘与牙齿远中边缘嵴之间画线做标记（正畸辅弓梅花弓的结构与功能特点，适用于上颌牙弓的控根移动）。

二、梅花弓的临床应用案例展示

1. 上颌前牙配置梅花弓实施正转矩矫治案例（图3-6-5～图3-6-7）

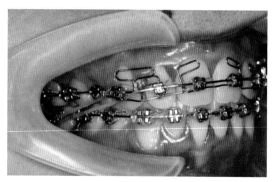

图3-6-5

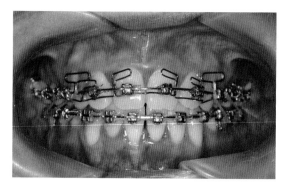

图3-6-6

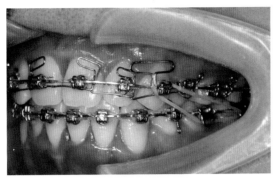

图3-6-7

2. 上颌前牙配置梅花弓与下颌蛤蟆弓组合矫治案例（图3-6-8～图3-6-11）

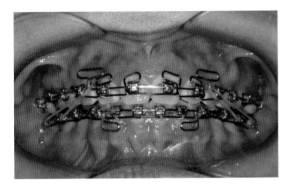

图3-6-8

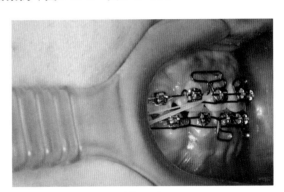

图3-6-9

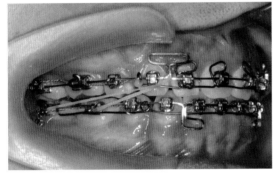

图3-6-10

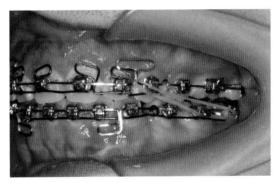

图3-6-11

3. 上颌前牙倒置梅花弓与下颌靴形曲组合矫治案例

（1）矫治阶段1（图3-6-12～图3-6-15）

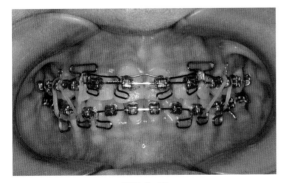

图3-6-12

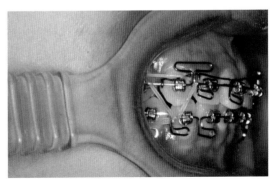

图3-6-13

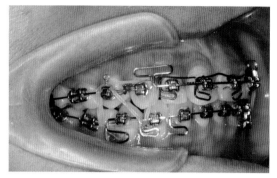

图3-6-14

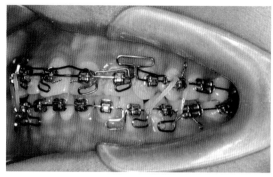

图3-6-15

（2）矫治阶段2（图3-6-16～图3-6-19）

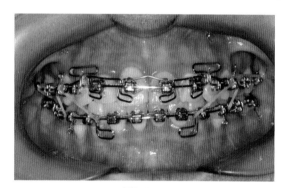

图3-6-16

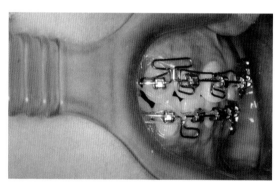

图3-6-17

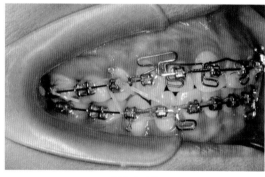

图3-6-18

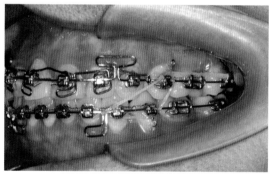

图3-6-19

4. 上颌前牙倒置梅花弓与下颌蛤蟆弓组合矫治案例（图3-6-20～图3-6-23）

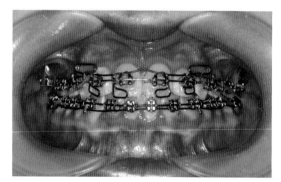

图3-6-20

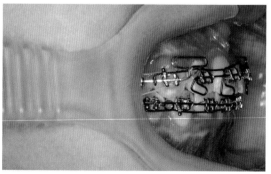

图3-6-21

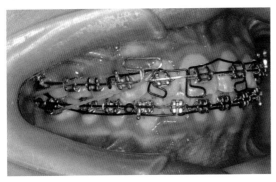

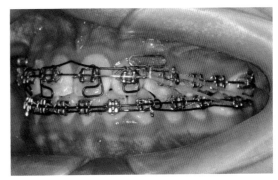

图3-6-22 图3-6-23

5. 上颌前牙骨开窗配置升级版梅花弓矫治案例（图3-6-24～图3-6-28）

患者女性27岁，"二手"案例，11根形外露，唇侧牙根骨板破裂（图3-6-24，图3-6-25）。利用升级版梅花弓（图3-6-26），实施根舌向控根移动2个月余（图3-6-27，图3-6-28）。头颅CBCT检查见11牙根回到骨松质内，唇侧见骨皮质白色线条，获得良好的矫治效果。

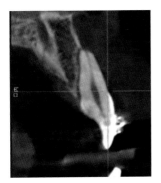

图3-6-24

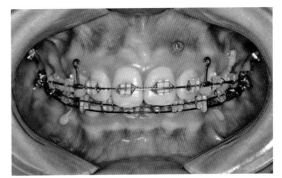

图3-6-25

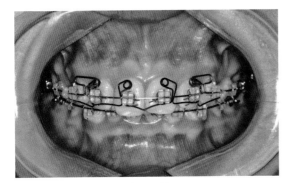

图3-6-26

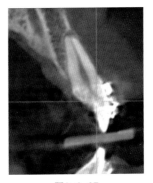

图3-6-27

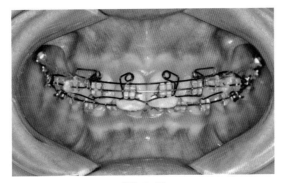

图3-6-28

本图案例所用的梅花弓如图3-6-29、图3-6-30所示。

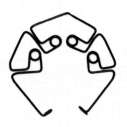
图3-6-29

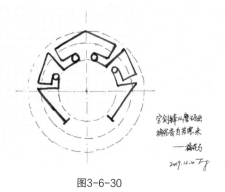
图3-6-30

一、小人基奇顿的临床操作要点

让我们通过下面几张图片认识一下正畸辅弓：小人基奇顿（图3-7-1～图3-7-8）。

图3-7-1　小人基奇顿

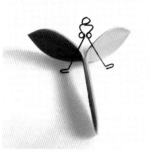
图3-7-2

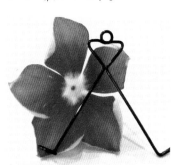
图3-7-3

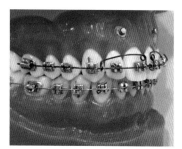
图3-7-4

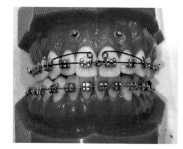
图3-7-5

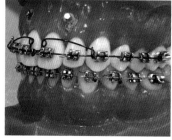
图3-7-6

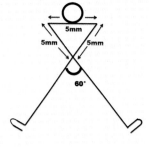
图3-7-7

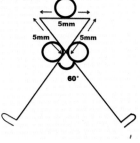
图3-7-8

升级版基奇顿控根辅弓，是上海武广增正畸工作室进修医生弓丝弯制训练课目之一，它的造型像是一个钢丝弯制的双手叉腰的小人。我们把它叫作小人基奇顿，它可是正畸医生的小帮手哟。

1. 弯制工具与材料

（1）弯制工具：细丝钳、末端切断钳、钢尺、记号笔。

（2）弯制材料：采用0.016in澳丝或0.018in澳丝，小人基奇顿弯制成形图（图3-7-9，图3-7-10）。

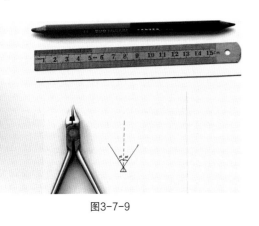

图3-7-9

图3-7-10

2. 临床装配步骤（图3-7-11～图3-7-20）

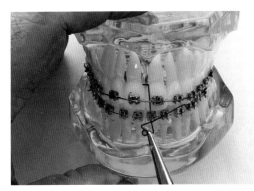

图3-7-11

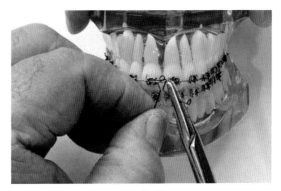

图3-7-12

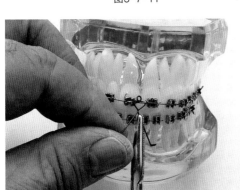

图3-7-13

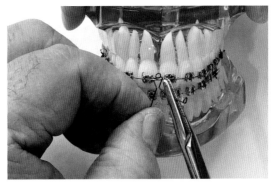

图3-7-14

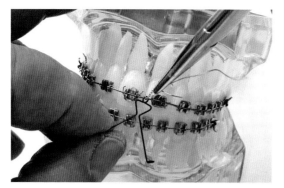

图3-7-15

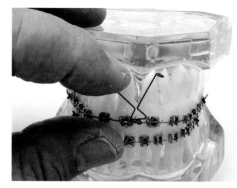

图3-7-16

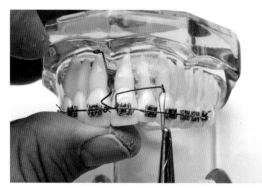

图3-7-17

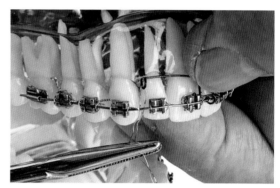

图3-7-18

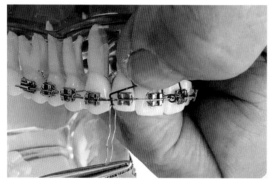

图3-7-19

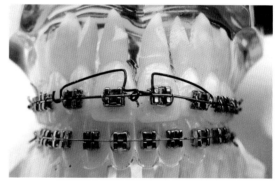

图3-7-20

3. 升级版基奇顿（图3-7-21，图3-7-22）

备注：带有圈簧的基奇顿称之为升级版基奇顿。

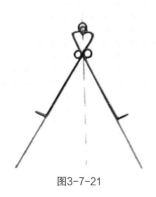

图3-7-21

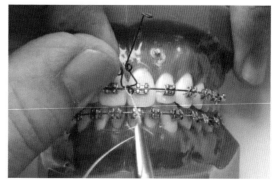

图3-7-22

4. 临床应用要点

"基奇顿"是一种前牙控根辅弓，按照该装置的结构特点及弯制步骤，笔者取名"3560"基奇顿，便于正畸医生学习弯制；其中35代表弓丝3条边均为5mm长，60代表两侧斜边交角为60°；升级版基奇顿为带圈基奇顿，其弯制步骤与基奇顿基本一致，在两斜臂交点处各弯制一个方向相同的小圈。使两小圈位于同一个平面上。

升级版基奇顿设置了两个圈簧，增加了辅弓的弹性，圈簧增加了与牙面的接触分量，实施控根移动的矫治效果会更好，但对医生手上弯制正畸弓丝的功夫要求会高一些，弯制的难度会大一些。

注意：装配辅弓时小圈曲套于中切牙间主弓丝上，并用结扎丝结扎固定，末端挂钩放置于侧切牙与尖牙之间主弓丝上；"基奇顿"装配完成后，两侧斜边（功能臂）应紧贴牙面，才能实施前牙控根作用；两侧功能臂放置于4颗切牙托槽龈端，产生冠唇向/根舌向正转矩的作用，反之功能臂放置于托槽切端可以产生负转矩的作用（图3-7-23）。

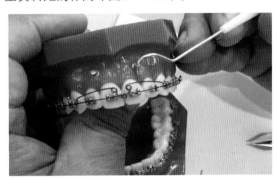

图3-7-23

二、小人基奇顿的临床应用案例展示

1. 上颌方丝T形曲配置升级版小人基奇顿矫治案例（图3-7-24～图3-7-27）

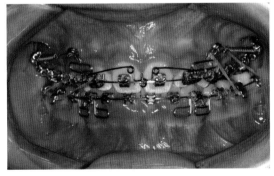

图3-7-24

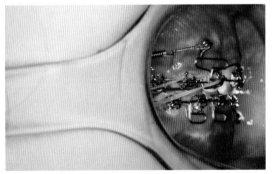

图3-7-25

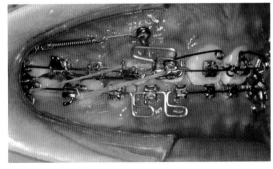

图3-7-26

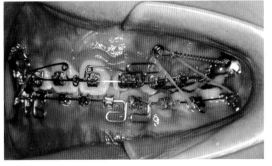

图3-7-27

2. 下颌前牙配置小人基奇顿矫治案例（图3-7-28～图3-7-31）

备注：该患者下颌前牙使用了小人基奇顿。

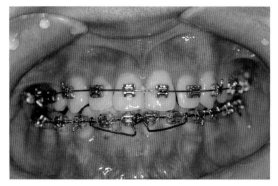

图3-7-28

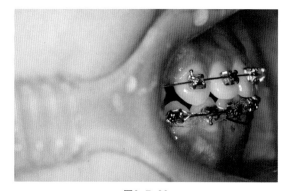

图3-7-29

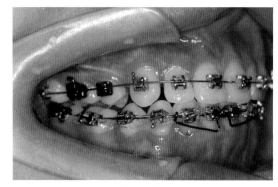

图3-7-30

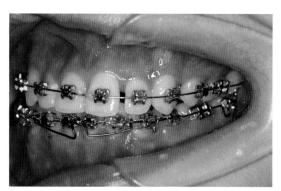

图3-7-31

3. 上颌T形曲配置升级版基奇顿与下颌蛤蟆弓组合矫治案例（图3-7-32～图3-7-35）

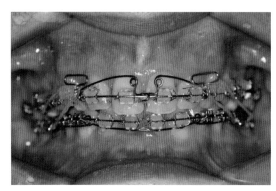

图3-7-32

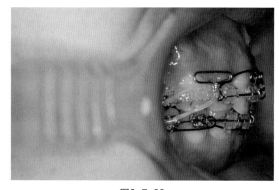

图3-7-33

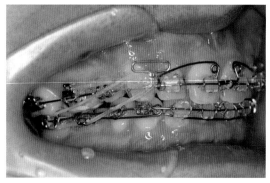

图3-7-34

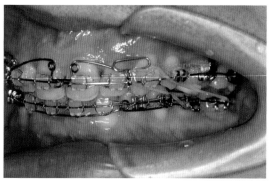

图3-7-35

4. 上颌方丝平弓配置小人基奇顿矫治案例（图3-7-36～图3-7-38）

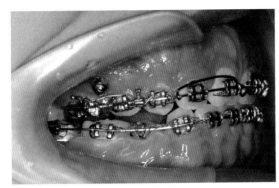

图3-7-36

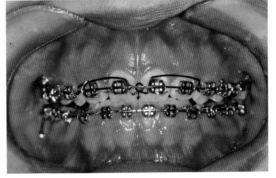

图3-7-37

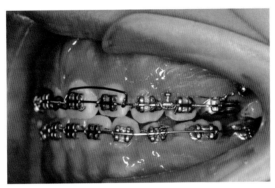

图3-7-38

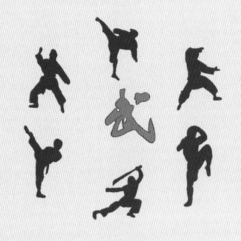

Chapter 4

正畸弓丝训练科目之三

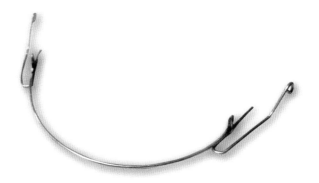

一、扁担弓的临床操作要点

让我们通过下面几张图片认识一下正畸粗丝辅弓：扁担弓（图4-1-1~图4-1-3）。

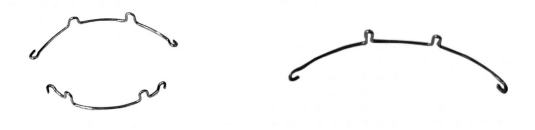

图4-1-1　　　　　　　　　　　　　　　　　　图4-1-2

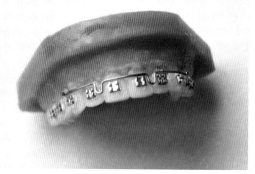

图4-1-3

1. 弯制工具与材料

（1）弯制工具：技工梯形钳、粗丝截断钳。

（2）弯制材料：0.7mm、0.8mm不锈钢丝。

2. 临床操作要点

上颌前牙扁担弓通常在两侧中切牙与侧切牙之间设置U形曲竖突，竖突高度不超过托槽切缘，置放于正畸主弓丝内侧，被相邻托槽卡住，能防止扁担弓左右移动，起稳固就位作用。

扁担弓通常在两侧尖牙托槽远中设置牵引小钩，方便挂橡皮圈及正畸弹簧附件。

根据矫治设计颌间弹力牵引需要，也有在侧切牙托槽远中设置牵引钩者，我们称之为短扁担弓。下颌前牙由于切牙托槽间距小，故扁担弓的U形竖突设置在两侧尖牙与侧切牙之间，同样要求两侧竖突高度不超过托槽切缘。

扁担弓通常置放于前牙牙列托槽的龈方，一是隐蔽性好，较为美观；二是靠近牙齿阻抗中心，支抗值较强。对于前牙唇倾度大的患者，需要减小覆盖的患者，也常将扁担弓倒置放于切端。

扁担弓置放就位后，采用0.25mm结扎丝，在4~6颗前牙托槽上逐牙结扎固位。注意两侧尖牙托槽是必须结扎固定的部位。短扁担弓者，则4颗切牙托槽均需结扎固定。

扁担弓两端的牵引钩可以根据临床矫治设计需要，调整角度，方便患者挂取橡皮圈。扁担弓两侧末端钢丝也可用正畸焊枪烧红退火后弯制牵引小钩，烧过的钢丝可以用细丝钳弯制精致小巧的牵引钩。

扁担弓牵引钩的末端钢丝常规打磨圆钝，其末端挂钩根据正畸临床颌间弹力牵引需要可以调整成倾斜角度。

二、扁担弓的临床应用案例展示

1. 上颌前牙配置扁担弓与下颌蛤蟆弓组合矫治案例（**图4-1-4 ~ 图4-1-7**）

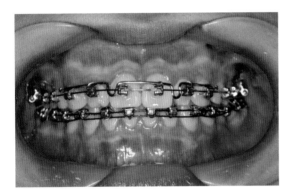

图4-1-4

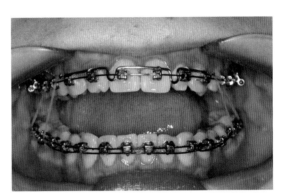

图4-1-5

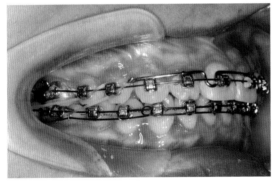

图4-1-6

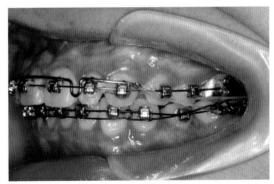

图4-1-7

2. 上颌方丝蘑菇曲与下颌前牙短扁担弓组合矫治案例（**图4-1-8 ~ 图4-1-11**）

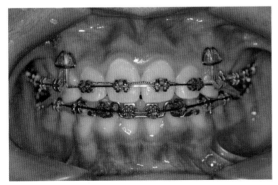

图4-1-8

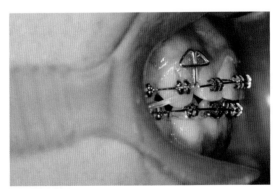

图4-1-9

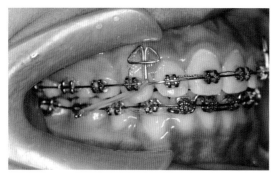

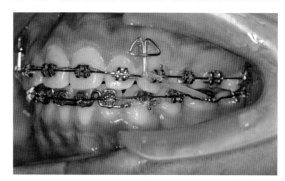

图4-1-10

图4-1-11

备注：该患者系拔牙矫治案例，矫治设计拔除了4颗第一前磨牙。目前矫治阶段，上颌使用了方丝蘑菇曲，下颌前牙装配了短距扁担弓，即挂钩设置在两端侧切牙的远中，增强下前牙支抗。36、46磨牙颊面管挂钩分别于扁担弓两侧挂钩之间挂橡皮链关闭拔牙余隙，同时方丝蘑菇曲上分别于下颌36、46之间挂3/16in橡皮圈实施Ⅱ类颌间牵引，使下颌磨牙近中移动，调整磨牙关系。

3. 双颌前牙置放扁担弓矫治案例（图4-1-12～图4-1-15）

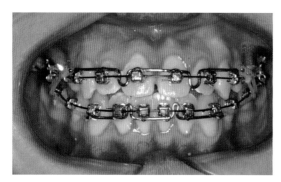

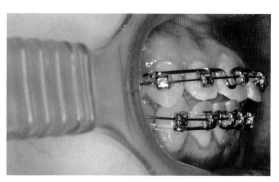

图4-1-12

图4-1-13

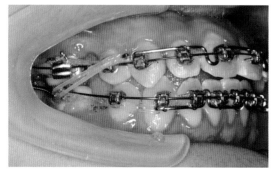

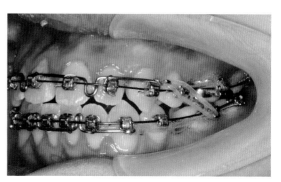

图4-1-14

图4-1-15

4. 上颌前牙置放短扁担弓矫治案例（图4-1-16，图4-1-17）

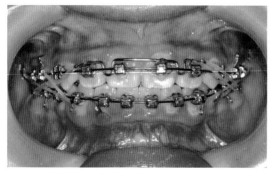

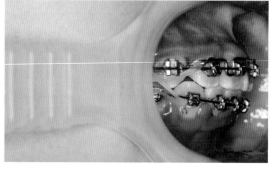

图4-1-16

图4-1-17

5. 上颌方丝上字曲与下颌扁担弓组合矫治案例（图4-1-18～图4-1-22）

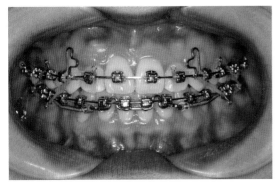

图4-1-18

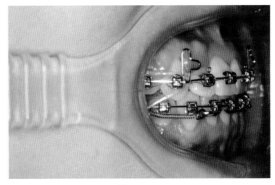

图4-1-19

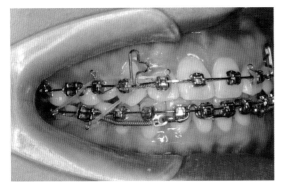

图4-1-20

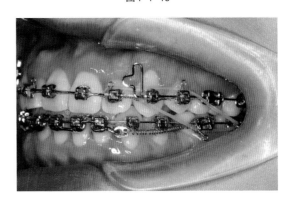

图4-1-21

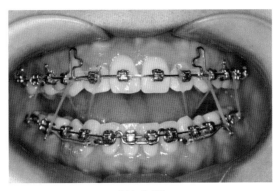

图4-1-22

6. 双颌后牙种植钉配置前牙扁担弓矫治案例

（1）矫治阶段1（图4-1-23～图4-1-28）

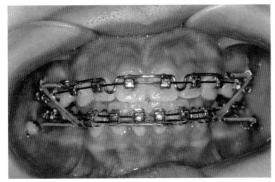

图4-1-23

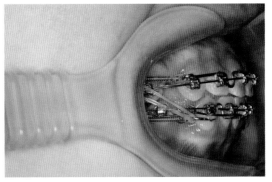

图4-1-24

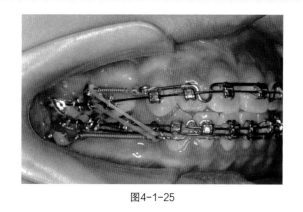

图4-1-25

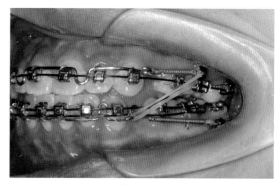

图4-1-26

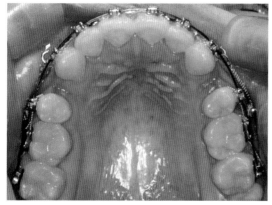

图4-1-27

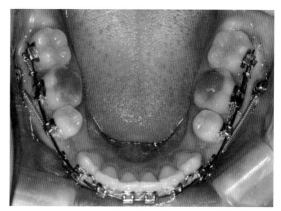

图4-1-28

（2）矫治阶段2（图4-1-29～图4-1-34）

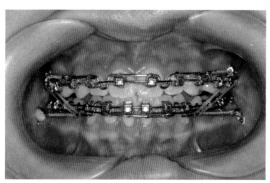

图4-1-29

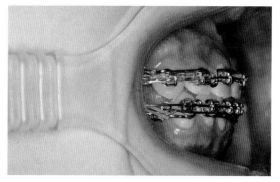

图4-1-30

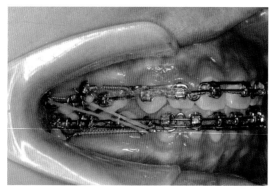

图4-1-31

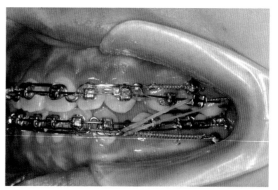

图4-1-32

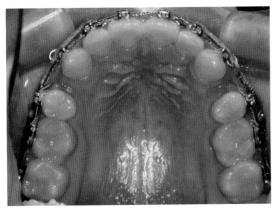

图4-1-33

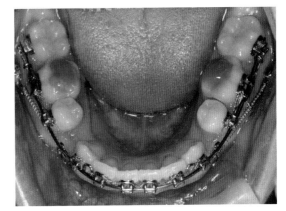

图4-1-34

7. 颧突钉-异型扁担弓与下颌蛤蟆弓组合矫治案例

（1）矫治阶段1（图4-1-35~图4-1-38）

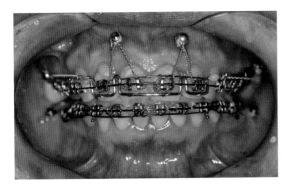

图4-1-35

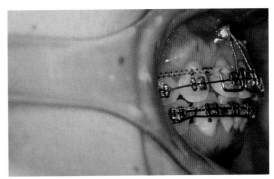

图4-1-36

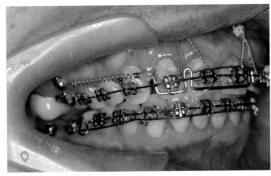

图4-1-37

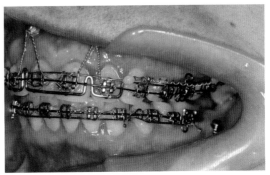

图4-1-38

（2）矫治阶段2（图4-1-39~图4-1-42）

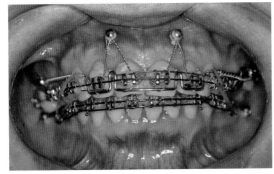

图4-1-39

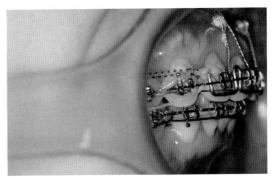

图4-1-40

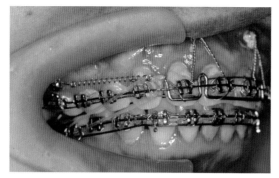

图4-1-41

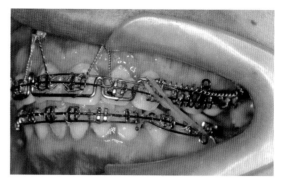

图4-1-42

（3）矫治阶段3（图4-1-43~图4-1-46）

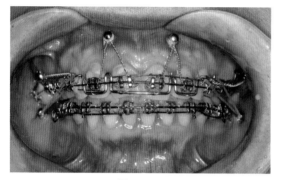

图4-1-43

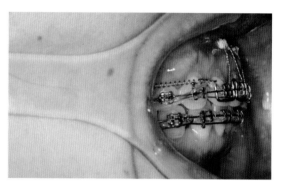

图4-1-44

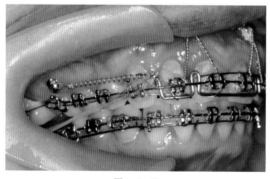

图4-1-45

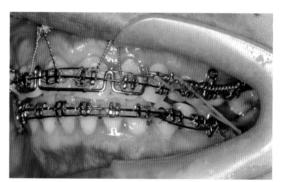

图4-1-46

8. 上颌颧突钉-高位牵引扁担弓与下颌蛤蟆弓组合矫治案例（**图4-1-47~图4-1-50**）

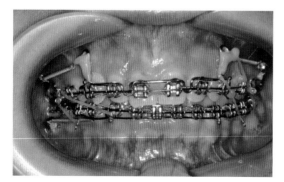

图4-1-47

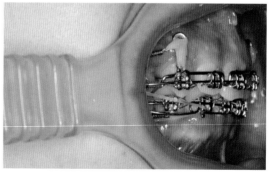

图4-1-48

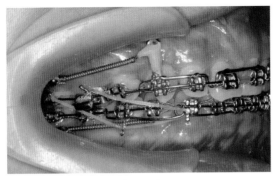

图4-1-49

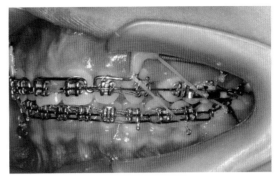

图4-1-50

9. 颧突钉-高位牵引扁担弓配置撑子型小蜜蜂组合矫治案例（图4-1-51~图4-1-54）

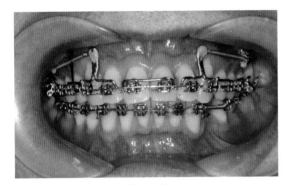

图4-1-51

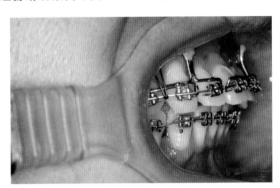

图4-1-52

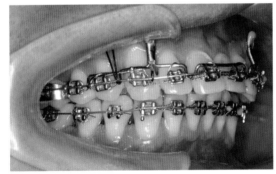

图4-1-53

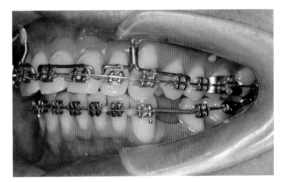

图4-1-54

10. 双颌后牙种植钉配置前牙高位牵引扁担弓矫治案例（图4-1-55~图4-1-58）

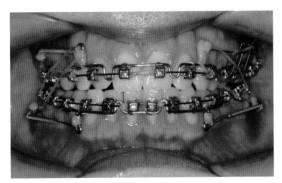

图4-1-55

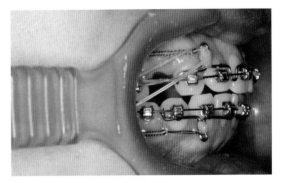

图4-1-56

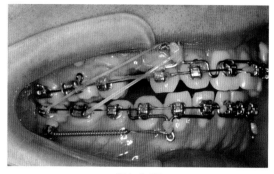
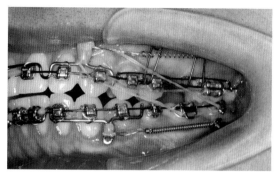

| 图4-1-57 | 图4-1-58 |

三、临床应用体会

1. 扁担弓通常应用于前牙，用结扎丝固定于6颗前牙的龈方，增强前牙的支抗。其两侧末端设置的挂钩，根据矫治设计需要挂橡皮链水平牵引近中移动后牙或挂橡皮圈实施颌间弹力牵引，调整磨牙关系。可单独应用于上颌或下颌，也可双颌同时应用。方便医生挂橡皮链操作和患者遵医嘱挂橡皮圈牵引，是一个非常实用的辅弓装置。

2. 扁担弓的弯制一般选用0.8mm的不锈钢丝进行制作，按照扁担弓结构弯制要求，常规选材后在记存石膏牙模上，或直接在患者口中比画着用技工钳夹持弯出适宜形状即可。

注意：扁担弓要贴合患者前牙牙弓弧度走向，不能有过大的不利的矫治力、不能压迫牙龈等软组织，弓丝末端（钢丝末端要打磨圆钝）要进行特别的处理不能刺伤口唇等，还要方便于正畸医生，特别是患者自行挂取橡皮圈。

3. 高位牵引扁担弓，设置有较长距离的牵引环，通常位于尖牙远中阻抗中心处。

在正畸临床上，设计在上颌颧突钉与扁担弓高位牵引环之间挂镍钛螺旋拉簧，实施整体内收前突的上颌牙弓，主要用于矫治Ⅱ类错牙合深覆盖。在下颌颊棚钉与扁担弓高位牵引环之间挂镍钛螺旋拉簧，实施整体内收前突的下颌牙弓，主要用于矫治骨性Ⅲ类错牙合。上下颌同时应用者，则为矫治双颌前突案例。

第二节　武氏弓

一、武氏弓的临床操作要点

让我们通过下面几张图片认识一下正畸辅弓：武氏弓（图4-2-1~图4-2-3）。

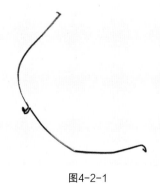

图4-2-1

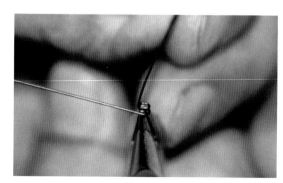

图4-2-2

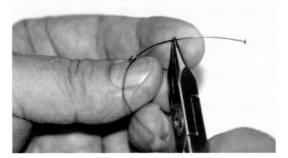

图4-2-3

1. 弯制工具与材料

（1）弯制工具：细丝钳、末端切断钳。

（2）弯制材料：0.016in澳丝或0.018in澳丝。

2. 正畸临床椅旁武氏弓装配过程（**图4-2-4 ~ 图4-2-11**）

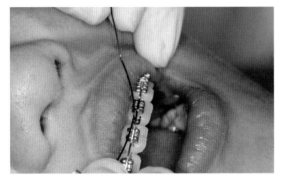

图4-2-4

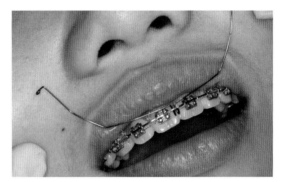

图4-2-5

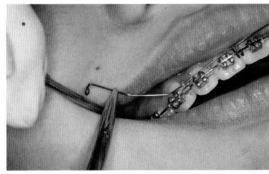

图4-2-6

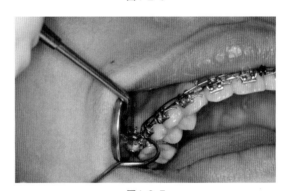

图4-2-7

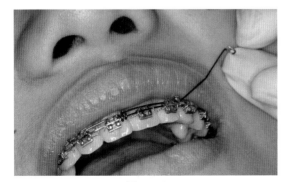

图4-2-8

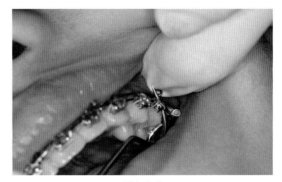

图4-2-9

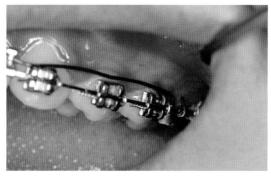

图4-2-10

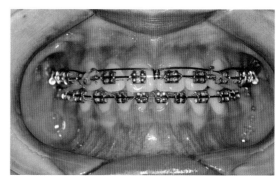

图4-2-11

二、武氏弓的临床应用案例展示

1. 上颌方丝T形曲配置武氏弓矫治反𬌗案例（图4-2-12～图4-2-15）

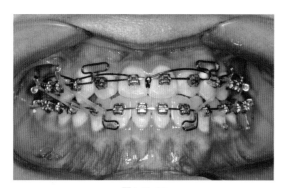

图4-2-12

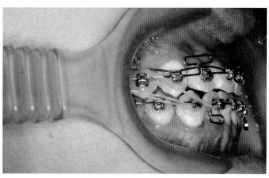

图4-2-13

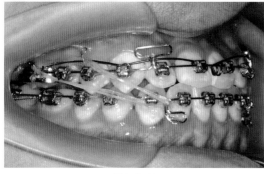

图4-2-14

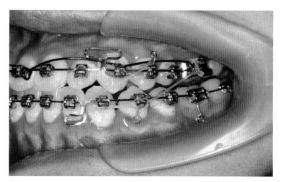

图4-2-15

2. 武氏弓唇展上前牙矫治替牙期反𬌗案例（图4-2-16～图4-2-18）

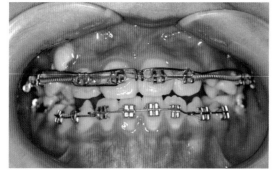

图4-2-16

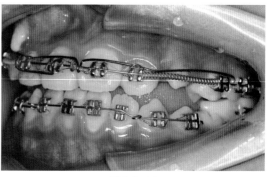

图4-2-17

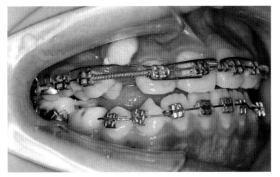

图4-2-18

3. 上颌武氏弓与下颌蛤蟆弓组合矫治案例（**图4-2-19～图4-2-22**）

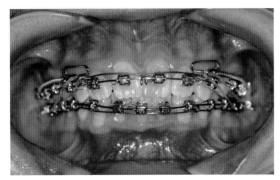

图4-2-19

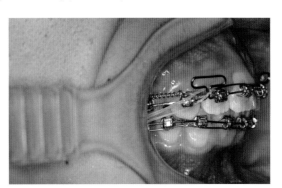

图4-2-20

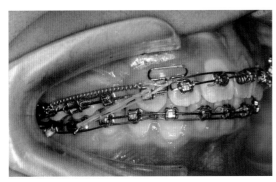

图4-2-21

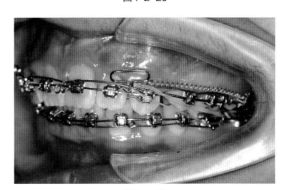

图4-2-22

4. 上颌武氏弓与下颌扁担弓组合矫治反殆偏殆案例

（1）矫治阶段1（图4-2-23～图4-2-25）

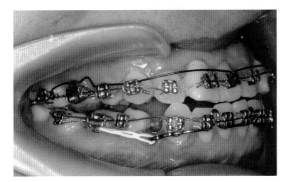

图4-2-23

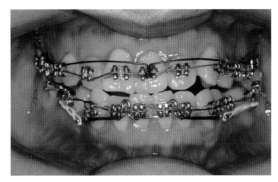

图4-2-24

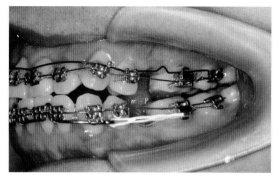

图4-2-25

（2）矫治阶段2（图4-2-26～图4-2-28）

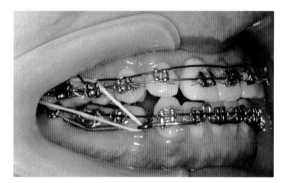

图4-2-26

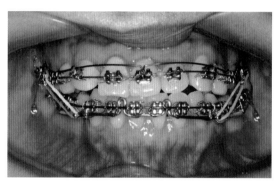

图4-2-27

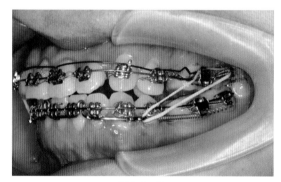

图4-2-28

5. 上颌平弓配置武氏弓矫治"二手"反𬌗案例（**图4-2-29～图4-2-35**）

"二手"反𬌗患者，女性24岁，接诊牙列状况X线头颅定位侧位片及口内正位牙𬌗像照片如图4-2-29、图4-2-31所示，装配武氏弓照片如图4-2-32所示。设计武氏弓矫治1个月解除反𬌗（图4-2-33～图4-2-35），反𬌗解除后拍摄X线头颅定位侧位片（图4-2-30）。

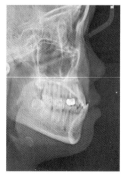

图4-2-29

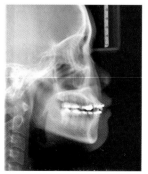

图4-2-30

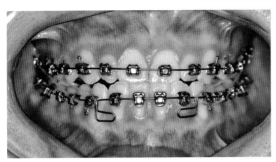

图4-2-31

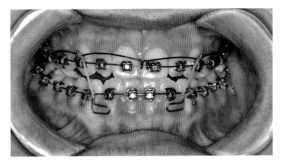

图4-2-32

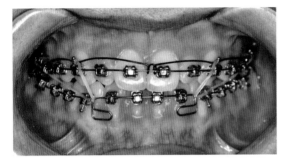

图4-2-33

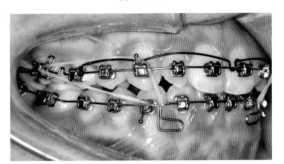

图4-2-34

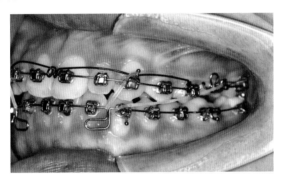

图4-2-35

6. 双颌方丝上字曲与下颌武氏弓组合矫治案例（图4-2-36 ~ 图4-2-39）

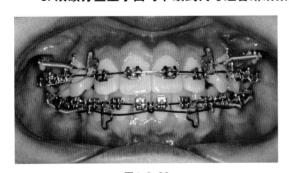

图4-2-36

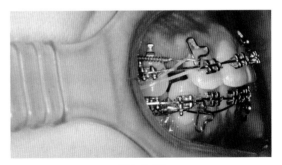

图4-2-37

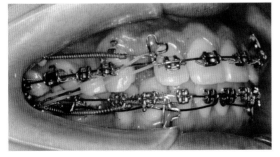

图4-2-38

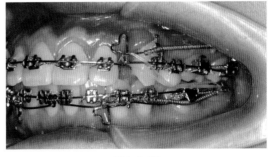

图4-2-39

一、方丝滑动架的临床操作要点

让我们通过下面几张图片认识一下正畸附件：方丝滑动架（图4-3-1～图4-3-5）。

其中，图4-3-3～图4-3-5展示的是临床应用倒置滑动架的撑杆技术，利用上颌颧突下植入的种植钉与倒置的方丝滑动架远中牵引钩之间挂橡皮链，实施反作用力推移尖牙朝近中移动。

图4-3-1

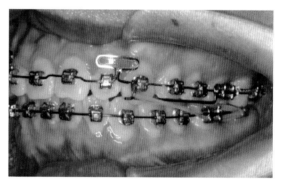

图4-3-2

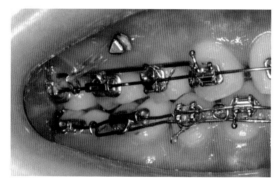

图4-3-3

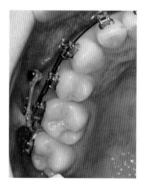

图4-3-4

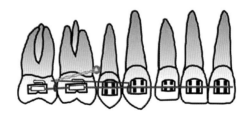

图4-3-5

1. 方丝滑动架的弯制步骤（图4-3-6～图4-3-13）

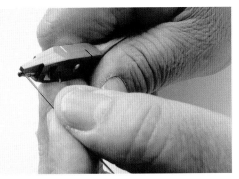

图4-3-6

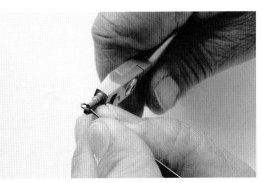

图4-3-7

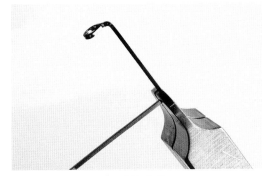

图4-3-8

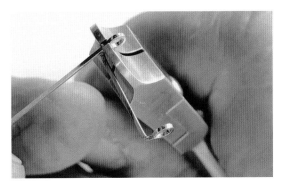

图4-3-9

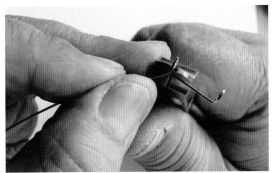

图4-3-10

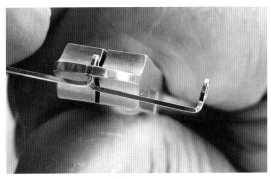

图4-3-11

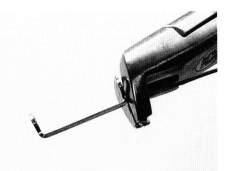

图4-3-12

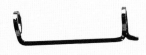

图4-3-13

2. 弯制工具与材料

（1）弯制工具：Kim钳、细丝钳、末端切断钳。

（2）弯制材料：0.017in×0.025in或0.018in×0.025in的不锈钢方丝。

方丝滑动架不同于上述圆丝弯制的滑动架，临床上采用0.018in×0.025in不锈钢方丝弯制而成。它的结构只有2个固位环圈，前端则由一短截方丝构成牵引杆。它的刚度较澳丝强，主要与橡皮圈结合应用移动后牙，调整磨牙关系。

二、方丝滑动架的临床应用案例展示

1. 上颌T形曲配置方丝滑动架Ⅱ类牵引矫治案例（图4-3-14～图4-3-17）

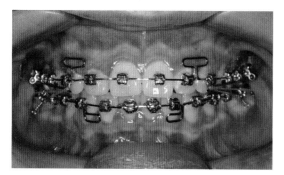

图4-3-14

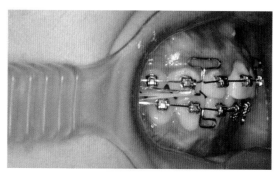

图4-3-15

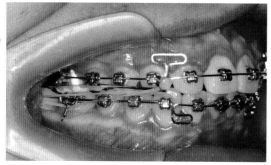

图4-3-16

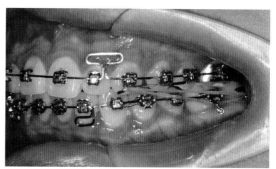

图4-3-17

2. 上颌T形曲单侧配置方丝滑动架矫治案例（图4-3-18～图4-3-21）

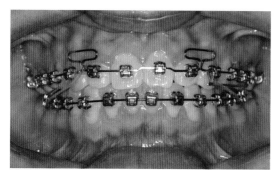

图4-3-18

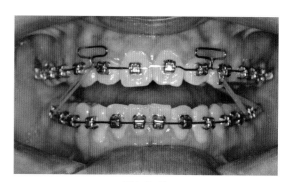

图4-3-19

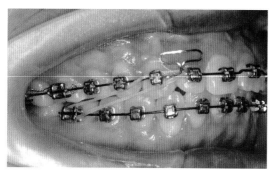

图4-3-20

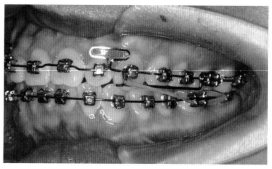

图4-3-21

3. 上颌蘑菇曲与下颌配置单侧异型方丝滑动架矫治案例（图4-3-22～图4-3-25）

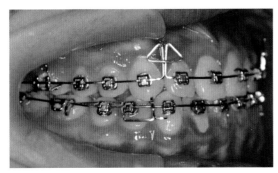

图4-3-22

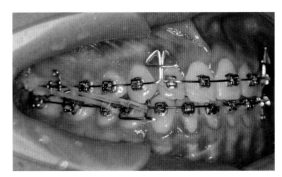

图4-3-23

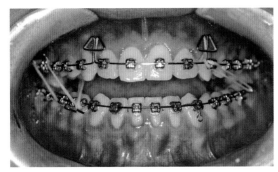

图4-3-24

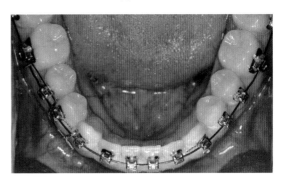

图4-3-25

备注：本案例应用的是异型方丝滑动架，该装置的特点是创新设计了一个远中殆方对抗臂，置放于下颌牙列结扎固定，在挂橡皮圈实施Ⅲ类颌间牵引时，可以防止其翻转（图4-3-26～图4-3-28）。

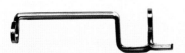

图4-3-26

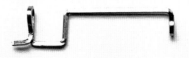

图4-3-27

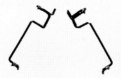

图4-3-28

4. 上颌颧突钉配置方丝滑动架弹力牵引矫治案例（图4-3-29～图4-3-32）

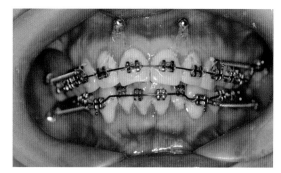

图4-3-29

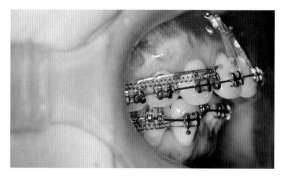

图4-3-30

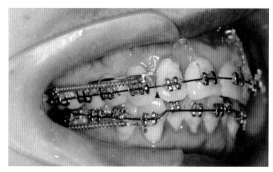

图4-3-31

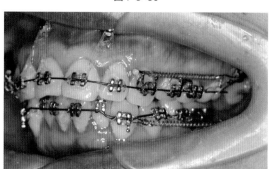

图4-3-32

5. 上颌平弓单侧配置方丝滑动架颌间牵引矫治案例（图4-3-33～图4-3-36）

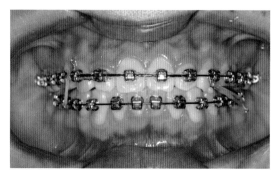

图4-3-33

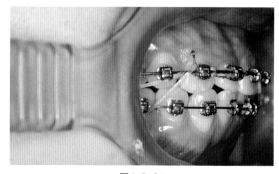

图4-3-34

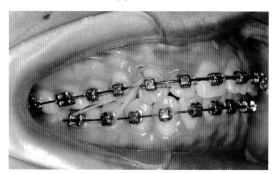

图4-3-35

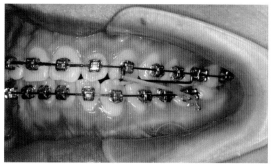

图4-3-36

一、蛤蟆弓的临床操作要点

让我们通过下面几张照片来认识一下正畸辅弓：蛤蟆弓及其相关产品与书籍（图4-4-1～图4-4-4）。

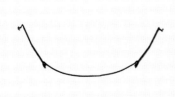

图4-4-1

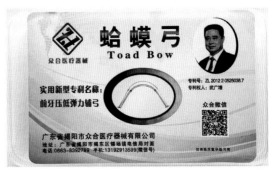

图4-4-2

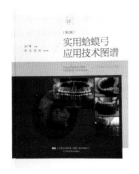

图4-4-3

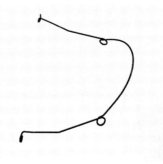

图4-4-4

1. 弯制工具与材料

（1）弯制工具：kim钳、细丝钳、末端切断钳。

（2）弯制材料：0.016in澳丝或0.018in澳丝。

有关蛤蟆弓的详细弯制步骤及教学视频，请翻阅《实用蛤蟆弓应用技术图谱（第2版）》。

2. 正畸辅弓：蛤蟆弓的临床应用要点

（1）蛤蟆弓应该采用正规的澳丝作为辅弓弯制材料。标准配置正畸主弓丝为0.018in澳丝，配0.018in澳丝弯制的蛤蟆弓。但临床上患者牙殆情况千差万别，具体情况具体分析。

（2）对于牙周病患者则使用细丝轻力，宜采用0.016in澳丝，配0.016in澳丝弯制的蛤蟆弓；对于一些"二手"正畸案例，Spee曲线陡峭，但是牙列基本排齐；或者拔牙间隙尚未关闭，但牙列基本排齐者，目前只能使用0.016in镍钛丝继续排齐牙列者，我们也建议及早应用0.016in澳丝弯制长腿蛤蟆弓。这时通常需要采用一种加强后牙支抗的特殊措施，利用保护性结扎丝方法，增强后牙段弓丝的稳定性，即使用0.25mm结扎丝，从第二磨牙颊面管远中穿过，将0.016in镍钛丝交叉编织成一股丝并沿近中2~3个托槽翼沟结扎。这样蛤蟆弓的脚倒挂在第二磨牙近中编织弓丝上，并且实施倒三角形Ⅱ类颌间牵引。

（3）正畸辅弓蛤蟆弓有长腿蛤蟆弓与短腿蛤蟆弓之分，通常临床上将第二磨牙纳入矫治器的蛤蟆弓的腿伸到第一磨牙与第二磨牙之间，甚至蛤蟆脚（挂钩）抵住第二磨牙近中颊面管口。因此蛤蟆腿明显比只有第一磨牙纳入矫治器的腿长了许多。

（4）长腿蛤蟆弓通常于第二前磨牙与第一磨牙间的弓丝上弯制后倾弯，形成大腿与小腿；短腿蛤蟆弓由于第二磨牙没有纳入矫治器，蛤蟆脚则置放于第二前磨牙与第一磨牙间的弓丝上，本身弓丝较短，无须弯制后倾弯，也没有大腿与小腿之分。

（5）蛤蟆眼是漂亮的大眼睛，是蛤蟆弓大门两侧的岗哨，也是蛤蟆弓的动力系统。弯制蛤蟆眼要使用Kim钳的圆喙，这样弯制的蛤蟆眼，圈簧比较大，两边对称。

（6）蛤蟆弓除了上述功能外，在正畸临床上我们发现还有扩展后段牙弓宽度的作用。在常规Ⅱ类颌间牵引过程中，下颌牙弓在弹性牵引力作用下有缩窄的作用，往往可造成后牙舌倾，牙弓宽度缩窄。并导致上下牙弓宽度不协调，严重者后牙覆盖增大，影响咀嚼效率。为了避免这种状况的发生，我们可以将两侧蛤蟆腿预先扩宽5~6mm，然后倒挂金钩固位，也可以将蛤蟆脚弯成横向放置，对抗Ⅱ类牵引的负移动。对于不采用颌间牵引的患者，则主要表现为扩弓效果。对于原本后段牙弓狭窄的案例，可打一套"组合拳"方案。即正畸主弓丝除了弯制摇椅曲外，蛤蟆弓两腿之间加大宽度，在下颌第二前磨牙和第一磨牙舌面粘接舌侧扣，挂上1/4in橡皮圈做跨𬌗Ⅱ类三角形颌间牵引。银丝蛤蟆弓也是一种变革，有利于蛤蟆弓的长腿发挥功效，打开咬合。主要是第二磨牙未萌出的案例，我们将蛤蟆脚弯成小圈，用0.25mm结扎丝将小圈打结，采用双环锁扣模式将其在第一磨牙颊面管远中弓丝环扎，这样蛤蟆腿延长了8~9mm（短腿变长腿了），使蛤蟆弓打开咬合功能变强。于是形成现在临床上的蛤蟆弓"就长不就短"模式了。

（7）蛤蟆弓另外一个重要功能就是维持上颌牙弓整平打开咬合的效果，我们常常遇到用固定式平导打开咬合的效果非常好，患者要求拆除导板，医生也觉得导板完成了打开咬合的使命，于是拆除了固定式平导。但是1个月或数月后复诊时发现深覆𬌗反弹，压低的前牙很快复发，其复发速度比矫治速度快。面对这种状况需要重新使用固定式平导，患者是不乐意的。对于这个问题，我们可以在拆除固定式平导的同时，装配上蛤蟆弓，维持打开咬合的效果，防止复发。对于特别严重的深覆𬌗案例还需要配合使用长臂可摘式平导。某些极为复杂的深覆𬌗患者、低角案例，单靠蛤蟆弓打开咬合还是力量不足，这时就需要采取综合治疗措施，打一套"组合拳"了，即蛤蟆弓配合固定式平导或者长臂活动式平导，通过压低下前牙、升高后牙方式，协同蛤蟆弓打开咬合，注意后牙段千万不要忘了挂橡皮圈实施颌间牵引以利升高后牙，整平Spee曲线，这是矫治深覆𬌗的重要手段，还要记得尽可能及早将第二磨牙纳入矫治器系统，占领制高点。对于覆盖在1~3mm的深覆𬌗、闭锁𬌗案例，可以使用11、12、21、22舌侧粘接式咬合挡板，配合蛤蟆弓矫治深覆𬌗；注意覆盖大于4mm的患者不适合应用咬合挡板。咬合挡板标准长度为5mm，靠近其边缘易因受力过大咬掉脱落。较为严重的骨性深覆𬌗患者，则需要使用前牙植入种植钉，配置弹力牵引，协同蛤蟆弓压低前牙，进行矫治。

二、蛤蟆弓的临床应用案例展示

1. 双颌牙弓应用蛤蟆弓矫治深覆𬌗案例（图4-4-5～图4-4-7）

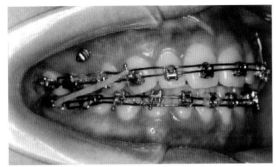

图4-4-5

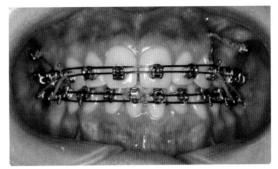

图4-4-6

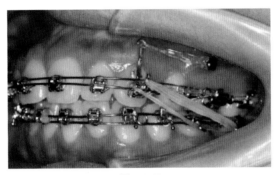

图4-4-7

2. 双颌倒置蛤蟆弓配合颌间弹力牵引矫治开𬌗案例

（1）矫治阶段1（图4-4-8～图4-4-11）

备注：该患者双颌牙弓装配倒置蛤蟆弓、配合前牙区实施倒三角形交叉颌间弹力牵引矫治开𬌗畸形。

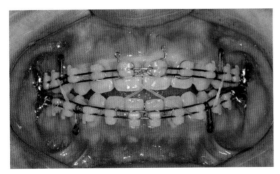

图4-4-8

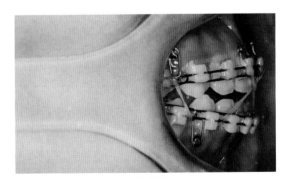

图4-4-9

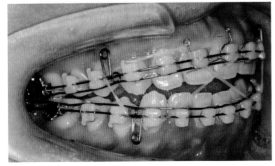

图4-4-10

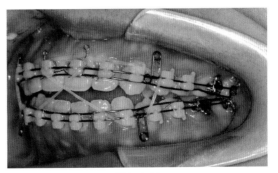

图4-4-11

（2）矫治阶段2（图4-4-12～图4-4-15）

备注：此阶段该患者前牙开𬌗获得矫正，复诊拆除了下颌蛤蟆弓，更换方丝靴形曲标准弓型，实施前牙颌间倒三角形及两侧正三角形垂直牵引。

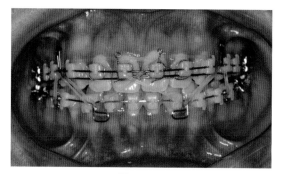

图4-4-12

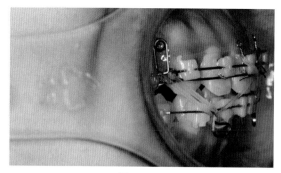

图4-4-13

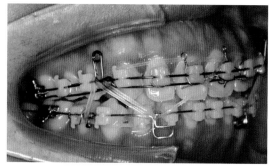

图4-4-14

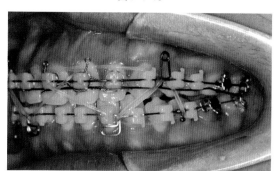

图4-4-15

3. 减数磨牙双颌倒置蛤蟆弓颌间牵引矫治开𬌗案例

（1）矫治阶段1（图4-4-16～图4-4-19）

备注：该患者系双颌前突伴开𬌗畸形案例，采用非常规拔牙、减数4颗第一磨牙矫治设计。双颌牙弓装配倒置蛤蟆弓配合前牙区实施倒三角形交叉颌间弹力牵引矫治开𬌗畸形。

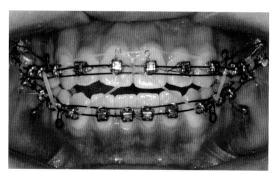

图4-4-16

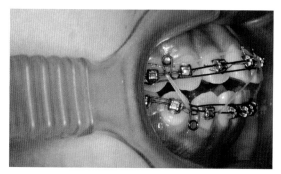

图4-4-17

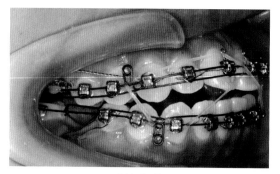

图4-4-18

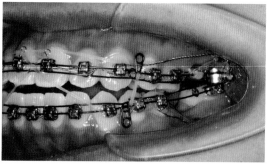

图4-4-19

（2）矫治阶段2（图4-4-20～图4-4-23）

备注：经实施双颌蛤蟆弓倒置结扎加颌间牵引联合矫治技术，开殆畸形获得矫正。此阶段继续采用前牙区颌间牵引、加深覆殆，同时内收前突的牙弓，采用的矫治手段有：①上颌颧突钉与尖牙托槽龈端牵引钩之间实施弹力牵引；②下颌颊棚钉与尖牙托槽龈端牵引钩之间实施拉簧弹力牵引，为了避免弹簧压迫牙龈，装配了后牙区撑子型小蜜蜂。

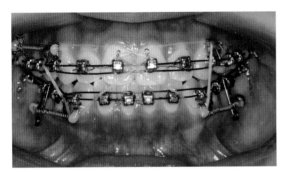
图4-4-20

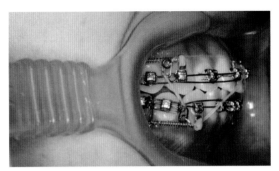
图4-4-21

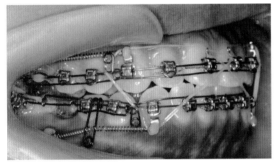
图4-4-22

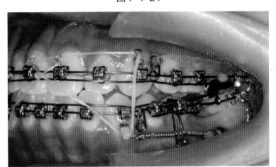
图4-4-23

4. 减数前磨牙双颌倒置蛤蟆弓颌间牵引矫治开殆案例

（1）矫治阶段1（图4-4-24～图4-4-27）

备注：该患者矫治设计拔除了4颗第二前磨牙。

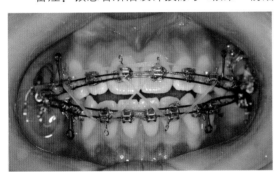
图4-4-24

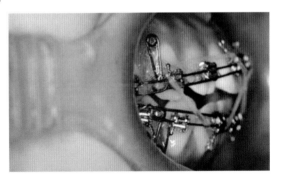
图4-4-25

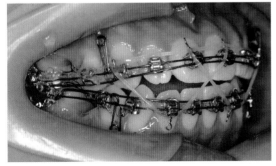
图4-4-26

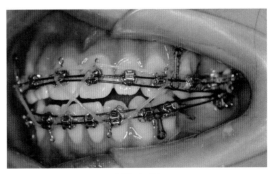
图4-4-27

（2）矫治阶段2（图4-4-28～图4-4-31）

备注：这也是采用双颌倒置蛤蟆弓技术矫治开𬌗畸形案例。

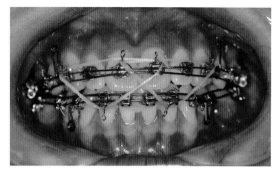

图4-4-28

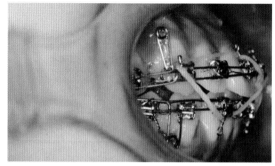

图4-4-29

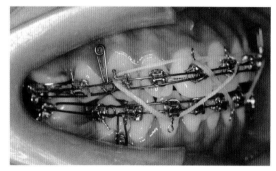

图4-4-30

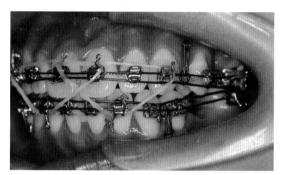

图4-4-31

5. 上颌镍钛丝配置蛤蟆弓与下颌扁担弓组合矫治反𬌗案例

（1）矫治阶段1（图4-4-32～图4-4-35）

备注：这是一例非常规应用蛤蟆弓技术，唇展上前牙矫治恒牙初期反𬌗案例。

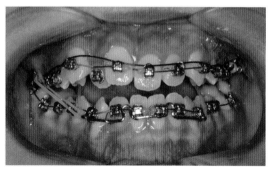

图4-4-32

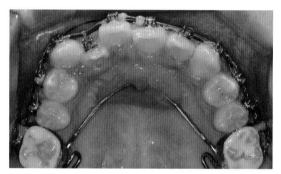

图4-4-33

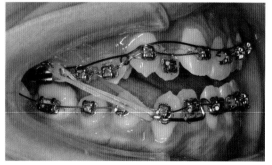

图4-4-34

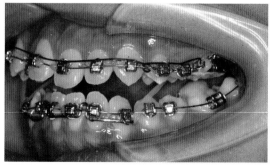

图4-4-35

（2）矫治阶段2（图4-4-36～图4-4-39）

备注：非常规应用蛤蟆弓技术唇展上前牙矫治反殆案例。

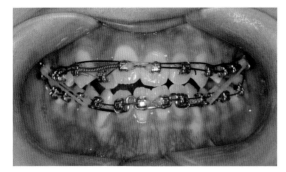

图4-4-36

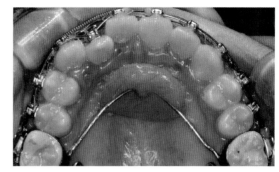

图4-4-37

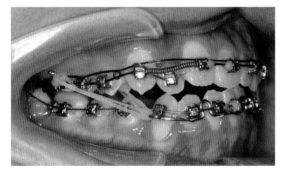

图4-4-38

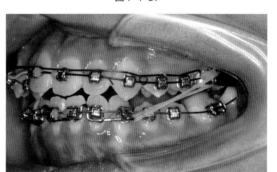

图4-4-39

6. 上颌方丝上字曲与下颌倒置蛤蟆弓组合矫治对刃殆案例

（1）矫治阶段1（图4-4-40～图4-4-43）

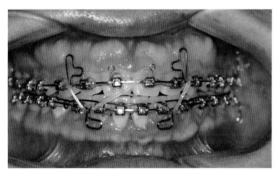

图4-4-40

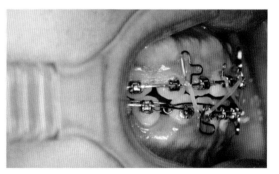

图4-4-41

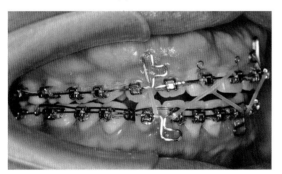

图4-4-42

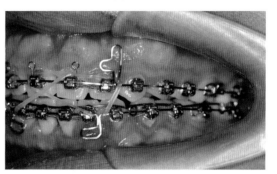

图4-4-43

（2）矫治阶段2（图4-4-44～图4-4-47）

备注：下颌倒置蛤蟆弓与方丝靴形曲标准弓型联合应用矫治前牙对刃𬌗案例。

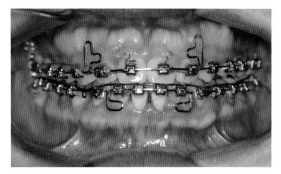

图4-4-44

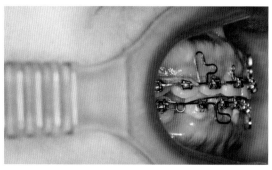

图4-4-45

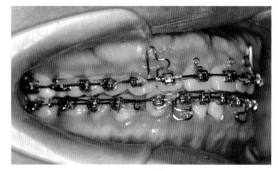

图4-4-46

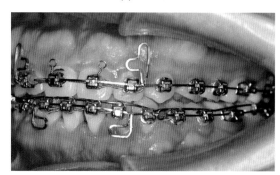

图4-4-47

一、菱形扩展辅弓的临床操作要点

让我们通过下面几张图片来认识一下正畸装置：菱形扩展辅弓（图4-5-1，图4-5-2）。

（1）弯制工具：技工梯形钳、粗丝截断钳、尖头钳，记号笔。

（2）弯制材料：0.7mm、0.8mm不锈钢丝。

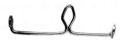

图4-5-1

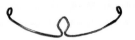

图4-5-2

二、菱形扩展辅弓的临床应用案例展示

1. 上颌单侧后牙配置菱形扩展辅弓矫治埋伏阻生牙案例

（1）装配菱形扩展辅弓（图4-5-3~图4-5-8）

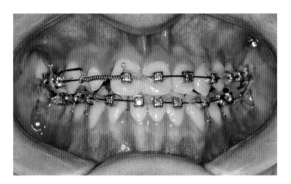

图4-5-3

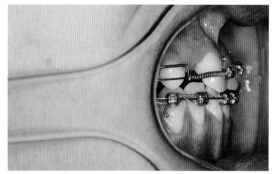

图4-5-4

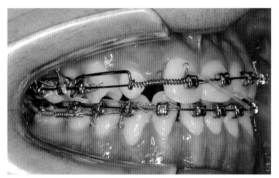

图4-5-5

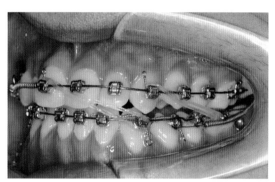

图4-5-6

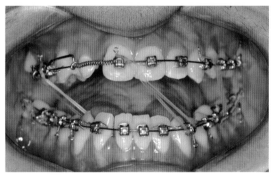

图4-5-7

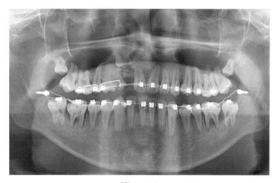

图4-5-8

（2）矫治阶段1（图4-5-9~图4-5-12）

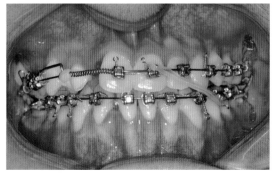

图4-5-9

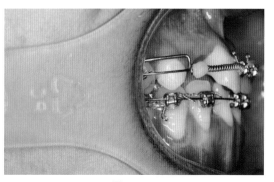

图4-5-10

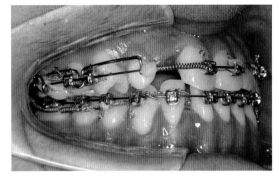

图4-5-11

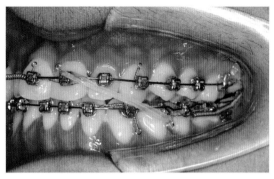

图4-5-12

（3）矫治阶段2（图4-5-13～图4-5-18）

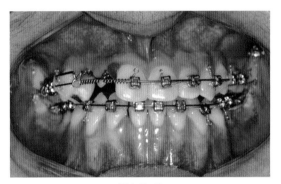

图4-5-13

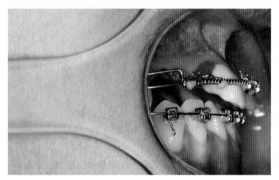

图4-5-14

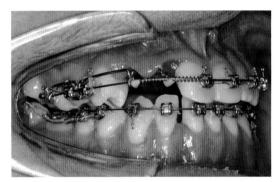

图4-5-15

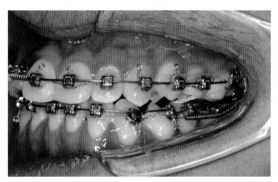

图4-5-16

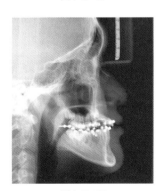

图4-5-17

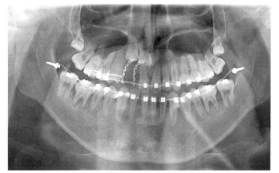

图4-5-18

2. 上颌前牙配置菱形扩展辅弓远移上颌尖牙案例（图4-5-19～图4-5-22）

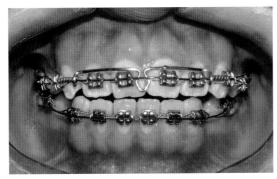

图4-5-19

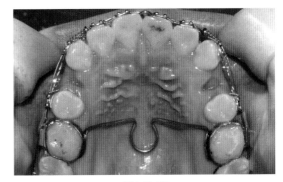

图4-5-20

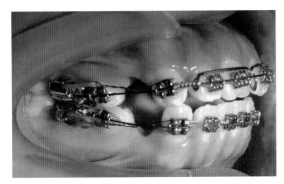

图4-5-21

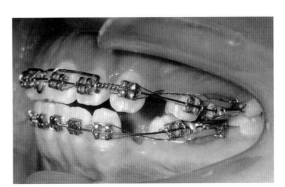

图4-5-22

3. 上颌前牙配置菱形扩展辅弓扩展12间隙矫治案例

（1）矫治阶段1（图4-5-23～图4-5-26）

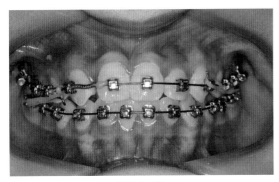

图4-5-23

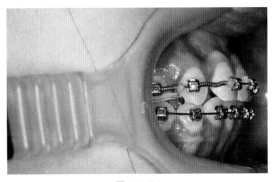

图4-5-24

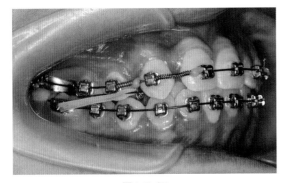

图4-5-25

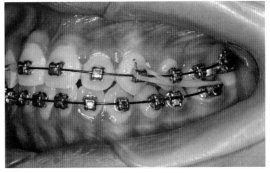

图4-5-26

（2）矫治阶段2（图4-5-27～图4-5-30）

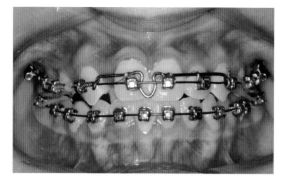

图4-5-27

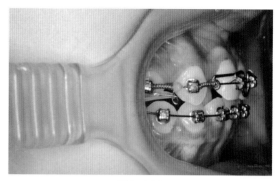

图4-5-28

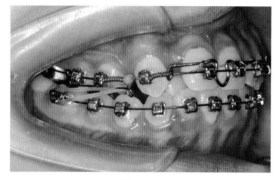

图4-5-29

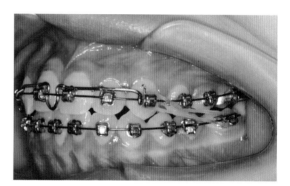

图4-5-30

（3）复诊处置1（图4-5-31～图4-5-34）

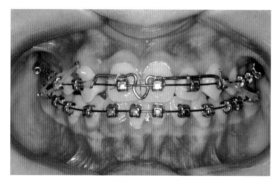

图4-5-31

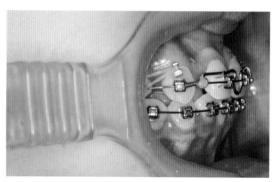

图4-5-32

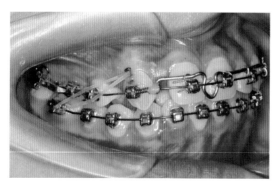

图4-5-33

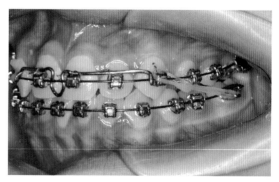

图4-5-34

（4）矫治阶段3（图4-5-35～图4-5-38）

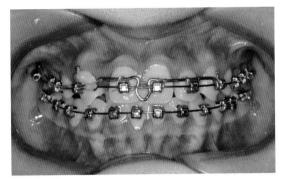

图4-5-35

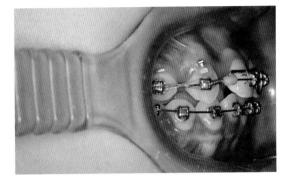

图4-5-36

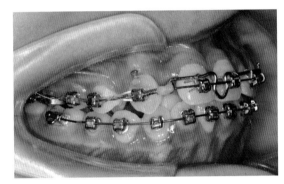

图4-5-37

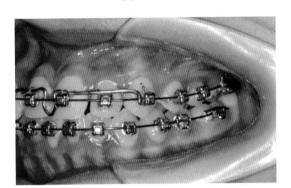

图4-5-38

（5）矫治阶段4（图4-5-39～图4-5-42）

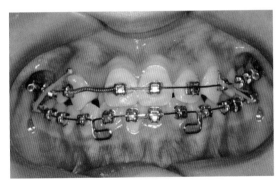

图4-5-39

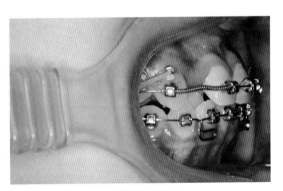

图4-5-40

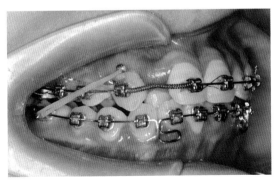

图4-5-41

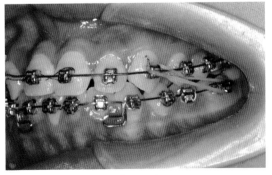

图4-5-42

（6）复诊处置2（图4-5-43～图4-5-46）

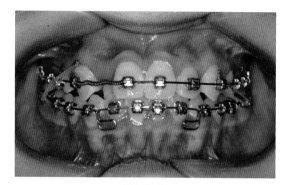

图4-5-43

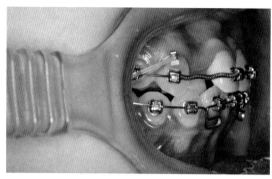

图4-5-44

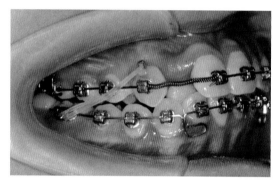

图4-5-45

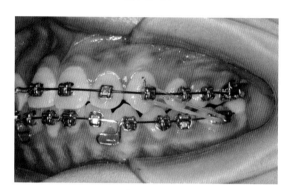

图4-5-46

第六节　侧切牙控根簧（老鼠夹）

一、侧切牙控根簧（老鼠夹）的临床操作要点

让我们通过下面几张图片来认识一下正畸附件：侧切牙控根簧（老鼠夹）（图4-6-1～图4-6-4）。

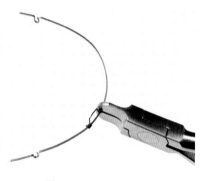

图4-6-1

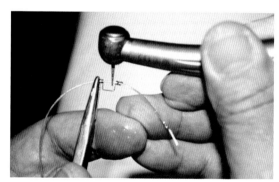

图4-6-2

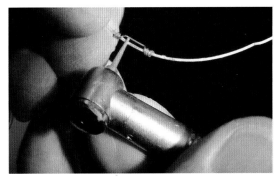

图4-6-3

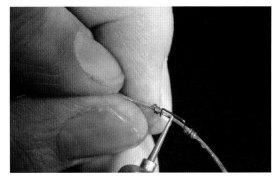

图4-6-4

1. 弯制工具与材料

（1）弯制工具：Kim钳、细丝钳、末端切断钳、弓丝成型器、方丝转矩钳、持针器。

（2）弯制材料：①0.014in澳丝；②0.018in×0.025in、0.019in×0.025in的不锈钢方丝。

2. 侧切牙控根簧（老鼠夹）的弯制步骤及临床应用要点

（1）临床上使用老鼠夹必须在较粗的不锈钢方丝上操作。圆丝因为形状是圆柱形，固定老鼠夹困难，即使夹紧了，也容易转动，不能发挥控根移动作用，故不适宜配置老鼠夹。

我们在临床上一般采用0.019in×0.025in不锈钢方丝作为主弓丝。

（2）主弓丝确立后，接着就是选用0.014in的圆丝作为老鼠夹的弯制弓丝，我们一般用0.014in澳丝，当然也可用仿澳丝弯制。

（3）根舌向/冠唇向与根唇向/冠舌向是两个截然相反的转矩，0.014in澳丝的弯制方法会相反，这是操作过程中要特别注意的地方。也就是说在弯制老鼠夹时，切记不要把澳丝的缠绕方向弯反了！

（4）在弯制老鼠夹时要在心里默记"左5圈，右5圈"的缠绕口诀，顺着弓丝做缠绕的动作，要保持一定的力度，绕的稳定度要够好、够稳，一个簧圈紧贴一个簧圈，不留间隙，弯制起来才会扎实。

（5）老鼠夹弯制完毕，用转矩钳将侧切牙托槽近中及远中侧缠绕的澳丝夹紧（压几下），可以将其固定在这个弓丝区域。注意需要提供控根簧的作用力臂与切牙唇面60°～70°的角度。

（6）临床重点处置在侧切牙托槽槽沟这一段，必须把纳入托槽槽沟的这段不锈钢方丝磨圆，这样牙体的旋转才会发挥出来。切记不要忽视了这一步骤，否则会影响到控根簧的矫治效果。

（7）我们在临床上常用较细的金刚砂车针打磨。

（8）如果缠绕的澳丝末端突起刮嘴唇，可用光固化树脂做成树脂球，将它包埋圆钝化，这样就可避免损伤口腔黏膜。

（9）老鼠夹是一个非常实用的正畸控根移动辅弓，是正畸医生的好帮手，根据临床矫治设计需要置放于正畸粗方丝不同的牙齿部位，则能有效实施根舌向/冠唇向（正转矩）与根唇向/冠舌向（负转矩），不仅仅限于侧切牙、中切牙的矫治，甚至我们正畸系统班的老学员，以及在我身边学习过的进修医生把它应用在上颌尖牙舌倾（内扣）、根形外露、骨开窗的"二手"案例患者，也能获得良好的矫治效果。

二、侧切牙控根簧（老鼠夹）的临床应用案例展示

1. 上颌侧切牙配置老鼠夹实施负转矩矫治案例（图4-6-5，图4-6-6）

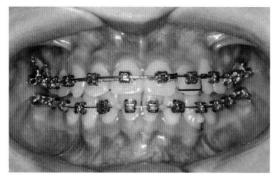

图4-6-5

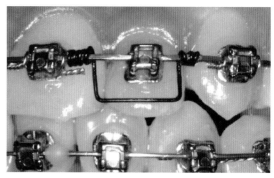

图4-6-6

2. 下颌尖牙配置老鼠夹实施负转矩矫治案例（图4-6-7，图4-6-8）

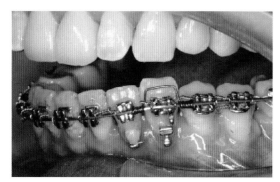

图4-6-7

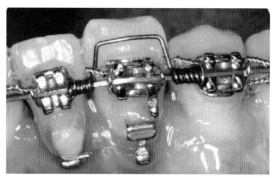

图4-6-8

3. 上颌侧切牙配置老鼠夹与下颌垂直曲组合矫治案例

（1）矫治阶段1（图4-6-9～图4-6-12）

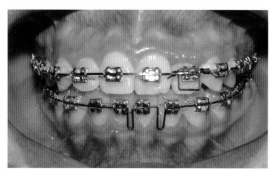

图4-6-9

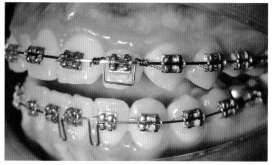

图4-6-10

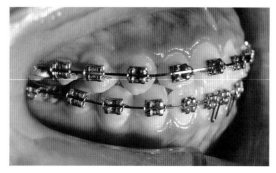

图4-6-11

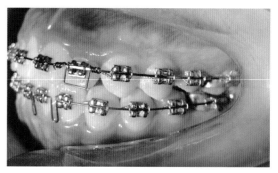

图4-6-12

（2）矫治阶段2（图4-6-13～图4-6-16）

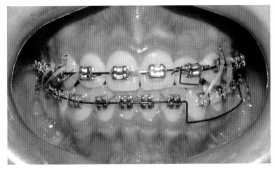

图4-6-13

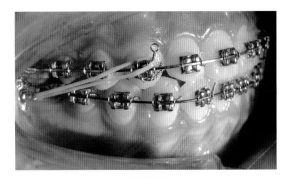

图4-6-14

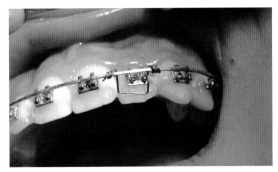

图4-6-15

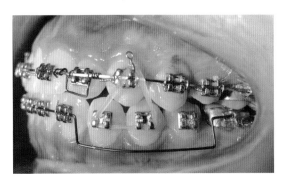

图4-6-16

4. 上颌侧切牙配置老鼠夹与下颌靴形曲组合矫治案例（图4-6-17～图4-6-20）

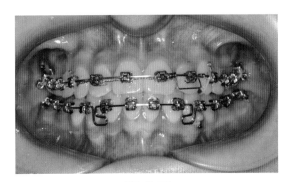

图4-6-17

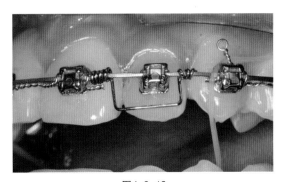

图4-6-18

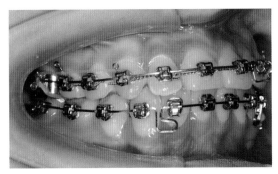

图4-6-19

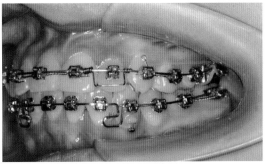

图4-6-20

5. 上颌单颗尖牙置放老鼠夹与下颌蛤蟆弓组合矫治案例（图4-6-21~图4-6-24）

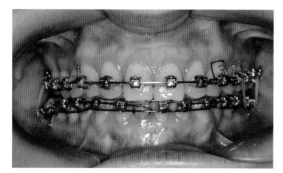

图4-6-21

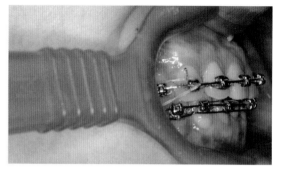

图4-6-22

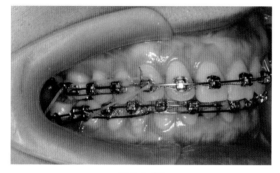

图4-6-23

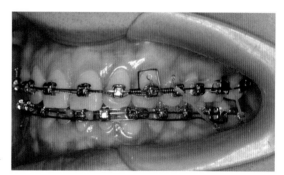

图4-6-24

6. 上颌双侧尖牙配置老鼠夹与下颌粗丝辅弓联合矫治案例

（1）矫治阶段1（图4-6-25~图4-6-28）

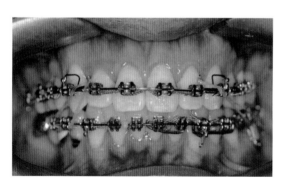

图4-6-25

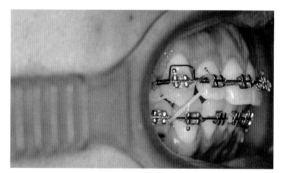

图4-6-26

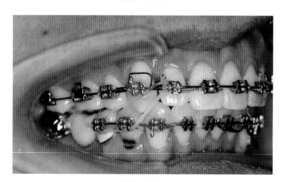

图4-6-27

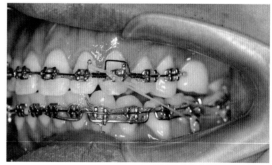

图4-6-28

（2）矫治阶段2（图4-6-29～图4-6-32）

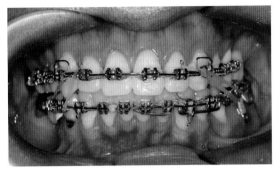

图4-6-29

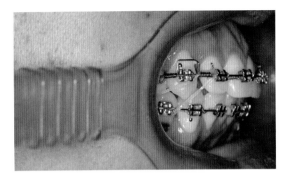

图4-6-30

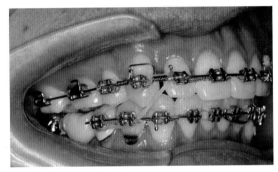

图4-6-31

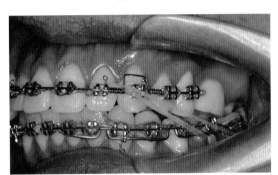

图4-6-32

一、粗丝扩展辅弓的临床操作要点

让我们通过下面几张图片来认识一下正畸粗丝扩展辅弓（图4-7-1，图4-7-2）。

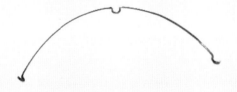

图4-7-1

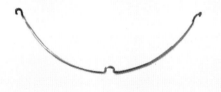

图4-7-2

1. 弯制工具与材料

（1）弯制工具：技工梯形钳、粗丝截断钳、尖头钳。

（2）弯制材料：0.9mm、1.0mm的不锈钢丝。

2. 粗丝扩展辅弓的特点

（1）利用粗丝扩展辅弓可使前磨牙、磨牙向颊侧移动，扩大后牙弓宽度。

（2）和固定矫治器捆绑在一起，占用面积比较小。患者白天和黑夜所有时间均在戴用，没有什么不适感觉。

（3）由于持续施力，产生的扩弓效果比较快（几周就有明显效果）。特别提醒：注意密切观察，防止上牙弓颊向扩展过度。

二、粗丝扩展辅弓的临床应用案例展示

1. 上颌配置粗丝扩展辅弓与下颌扁担弓组合矫治案例（**图4-7-3~图4-7-8**）

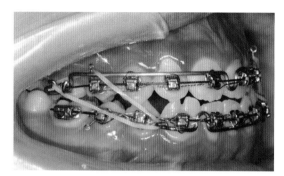

图4-7-3

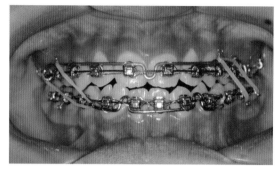

图4-7-4

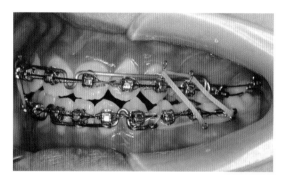

图4-7-5

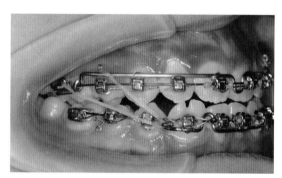

图4-7-6

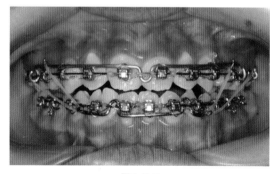

图4-7-7

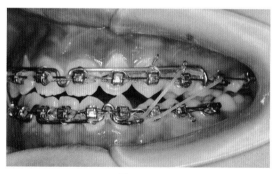

图4-7-8

2. 上颌方丝T形曲与下颌粗丝扩展辅弓组合矫治案例（**图4-7-9~图4-7-12**）

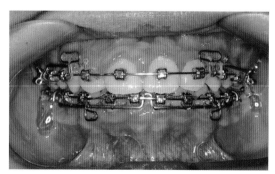

图4-7-9

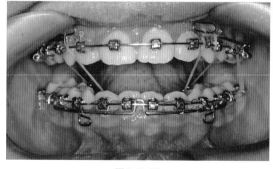

图4-7-10

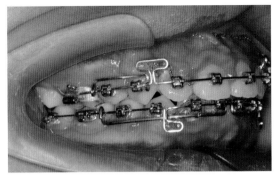

图4-7-11

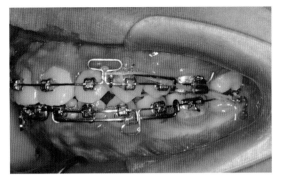

图4-7-12

3. 上颌方丝T形曲配置粗丝扩展辅弓结合跨殆牵引矫治案例（图4-7-13～图4-7-16）

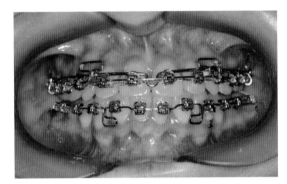

图4-7-13

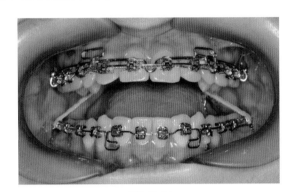

图4-7-14

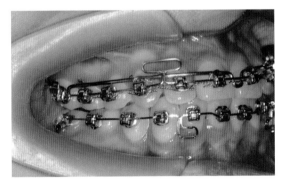

图4-7-15

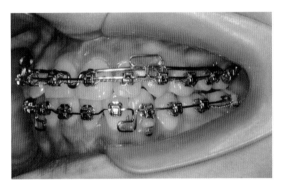

图4-7-16

4. 上颌方丝T形曲配置倒置粗丝扩展辅弓矫治案例（图4-7-17～图4-7-20）

备注：倒置粗丝扩展辅弓应用于牙弓宽度小于基骨弓或等同于基骨弓宽度的患者。

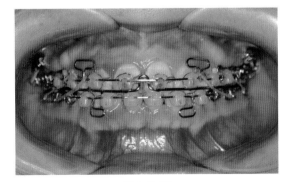

图4-7-17

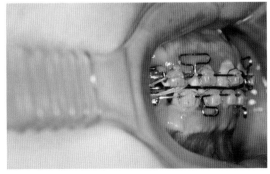

图4-7-18

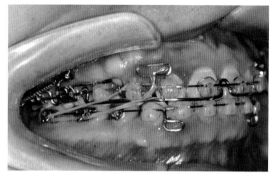

图4-7-19

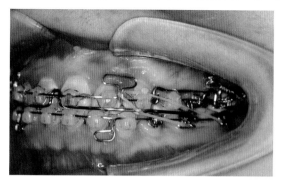

图4-7-20

5. 上颌配置粗丝扩展辅弓与下颌蛤蟆弓组合矫治案例（**图4-7-21～图4-7-24**）

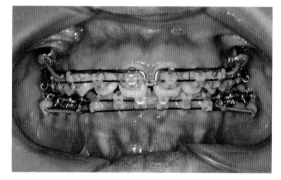

图4-7-21

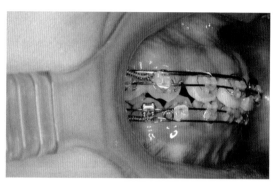

图4-7-22

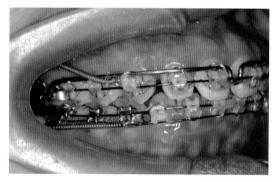

图4-7-23

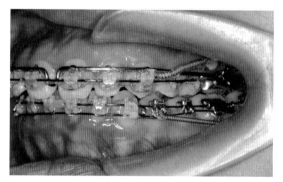

图4-7-24

6. 上颌配置粗丝扩展辅弓与下颌靴形曲组合矫治案例（**图4-7-25～图4-7-28**）

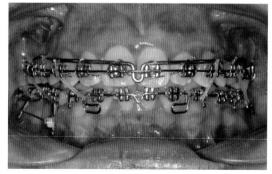

图4-7-25

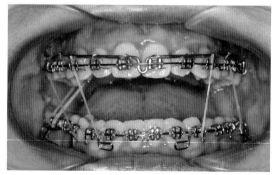

图4-7-26

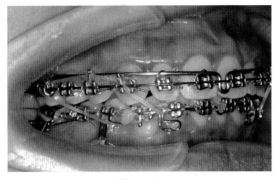

图4-7-27

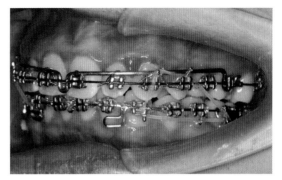

图4-7-28

7. 上颌配置粗丝扩展辅弓与下颌扁担弓等组合矫治案例

（1）矫治阶段1（图4-7-29～图4-7-32）

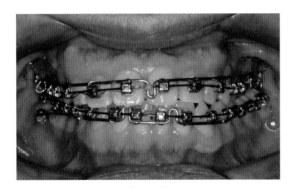

图4-7-29

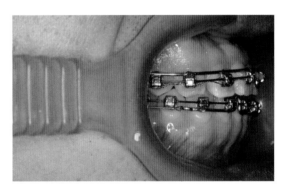

图4-7-30

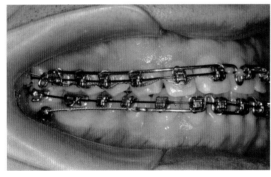

图4-7-31

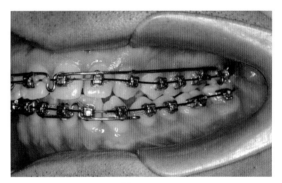

图4-7-32

（2）矫治阶段2（图4-7-33～图4-7-36）

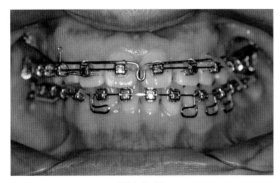

图4-7-33

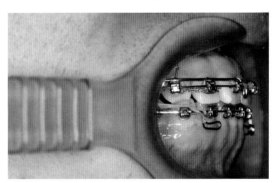

图4-7-34

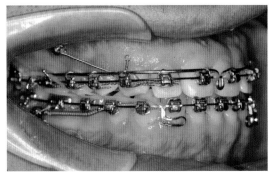

图4-7-35

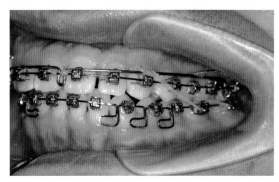

图4-7-36

8. 上颌T形曲与下颌靴形曲配置粗丝扩展辅弓组合矫治案例

（1）矫治阶段1（图4-7-37~图4-7-40）

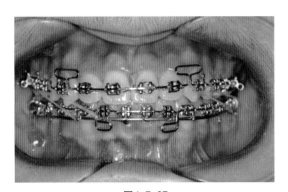

图4-7-37

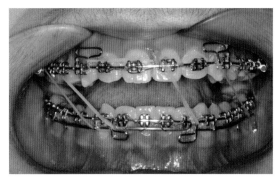

图4-7-38

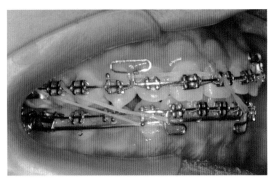

图4-7-39

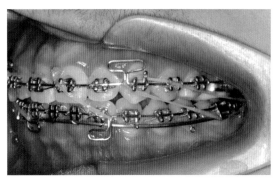

图4-7-40

（2）矫治阶段2（图4-7-41~图4-7-44）

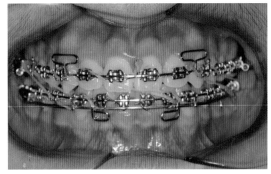

图4-7-41

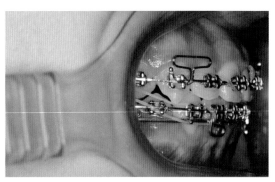

图4-7-42

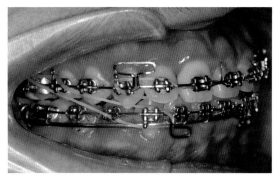

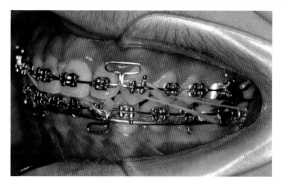

图4-7-43 图4-7-44

第八节　双臂弹力扩展辅弓（双臂弓）

一、双臂弹力扩展辅弓（双臂弓）的临床操作要点

让我们通过下面几张图片来认识一下双臂弹力扩展辅弓（双臂弓）（图4-8-1，图4-8-2）。

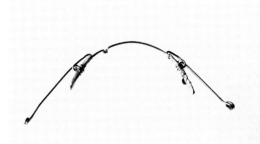

图4-8-1

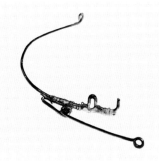

图4-8-2

1. 弯制工具与材料

（1）弯制工具：技工梯形钳、粗丝截断钳、尖头钳。

（2）其他工具：点焊机、焊枪、焊媒及焊银等。

（3）弯制材料：0.9mm、1.0mm的不锈钢丝，0.25mm结扎丝。

2. 临床应用要点

对于上磨牙颊向错位导致的正锁𬌗的矫治方法较多，一般采用附牵引钩变异腭杆纠正上磨牙颊倾获得良好效果。上颌骨骨质疏松，磨牙舌向移动较易，本文不讨论。

临床上困难的是下颌磨牙舌倾导致的正锁𬌗矫治。正锁𬌗伴随的牙弓狭窄的矫治，多辅以粗丝扩展辅弓扩弓，配合上下后牙交互牵引进行矫治。

传统的粗丝扩展辅弓仅用一根弓丝弯制，以初始弓丝后牙段两侧宽度大于现有牙弓宽度，通过压缩弓丝回扎在固定矫治器的托槽上，利用其弓丝回张弹力扩展牙弓；扩展辅弓前端放置于主弓丝下，由于反作用力的影响，扩展辅弓后端两侧的颊向扩展的同时必定引起前段弓丝的腭向移动，即后牙的扩弓会引起前牙的内收，这种内收多是矫治设计不需要的负移动，并且后牙扩弓的力度由于受前段弓丝的制约，很难得到有效的发挥。

双臂弹力扩展辅弓装置是笔者研制的一种拓展牙弓宽度装置，借鉴口外弓的内弓与外弓结合的构造特点，设计了固位弓与双臂弹力扩展弓两个主要部件。

固位弓通过结扎丝将辅弓结扎在牙列托槽上，双臂弹力扩展辅弓在尖牙远中处向磨牙侧伸展，其末端设置挂钩，挂钩放置于第一磨牙的近中主弓丝下。在第一前磨牙的近中弯制内收弯，便于与前磨牙、磨牙托槽贴合紧密。

扩展弓向舌侧压缩后勾挂在相应主弓丝上，前磨牙段则利用结扎丝固定在相应牙位托槽上，口内双臂弹力扩展辅弓装配完毕后，其扩张钢丝经压缩后的回弹力将牙弓向颊侧扩展。其扩弓的力度可依据患者复诊反馈的信息进行调整。

对于下颌磨牙舌倾引起的后牙区正锁𬌗，如何使舌倾的下颌磨牙直立？

消除后牙段牙量大于骨量的因素是治疗的先决条件。如下颌第三磨牙阻生应于矫治前先行拔除。下颌磨牙舌倾引起的后牙区锁𬌗，由于颊侧存在解剖上粗大致密的外斜线的阻挡，竖直磨牙较为困难。

弹力扩展辅弓则通过结扎丝将舌倾下颌磨牙带环舌侧上焊接的拉钩或颊面管扎紧在一起，使扩展辅弓压缩贴近磨牙颊面，利用经压缩后的扩展辅弓回弹力将磨牙向颊侧移动（以同侧第一磨牙、前磨牙组成的牙弓为支抗）。同时可配合上下磨牙的交互弹力牵引，达到良好的矫治效果。

弹力扩展辅弓矫治正锁𬌗的力主要是水平向力，在我们矫治的案例中，舌倾的磨牙竖直后，前磨牙的𬌗关系仍保持良好的接触关系，其装置依附于颊侧固定矫治器，不会刺激腭部及舌头，体积较小，患者易于接受。

矫治效果、双臂弓的弓丝弹性均强于单根弓丝构成的粗丝扩展辅弓，且不会引起前牙段弓丝的腭向负移动。

该装置除可应用于正锁𬌗的矫治外，还可作为固定矫治器的配套装置广泛应用于牙弓狭窄、后牙反𬌗、单侧多颗牙正锁𬌗的矫治，有较高的临床应用价值。

二、双臂弹力扩展辅弓的临床应用案例展示

1. 下颌配置单侧双臂弹力扩展辅弓矫治37舌倾案例（图4-8-3 ~ 图4-8-8）

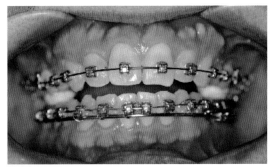

图4-8-3

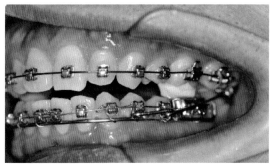

图4-8-4

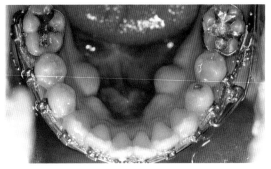

图4-8-5

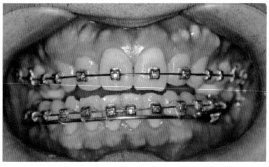

图4-8-6

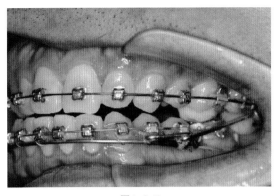

图4-8-7

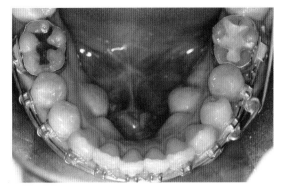

图4-8-8

2. 下颌配置单侧双臂弹力扩展辅弓矫治46及47舌倾案例（图4-8-9～图4-8-14）

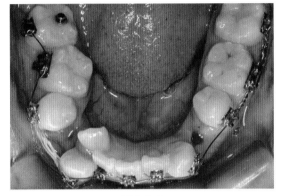

图4-8-9

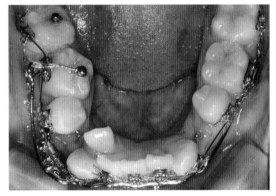

图4-8-10

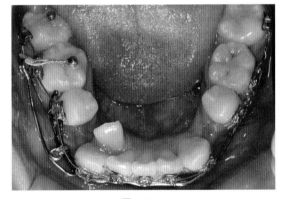

图4-8-11

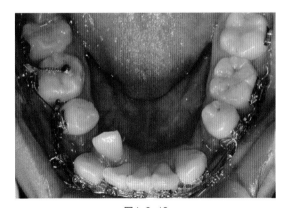

图4-8-12

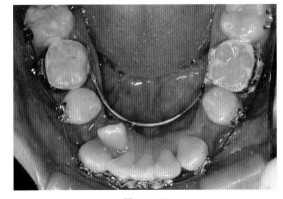

图4-8-13

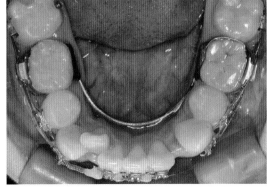

图4-8-14

3. 下颌两侧配置双臂弹力扩展辅弓矫治37及47舌倾案例（图4-8-15～图4-8-20）

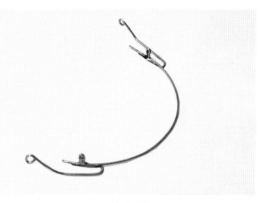

图4-8-15

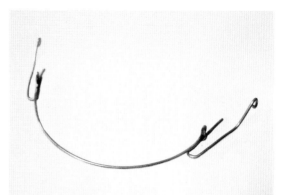

图4-8-16

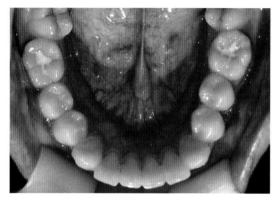

图4-8-17

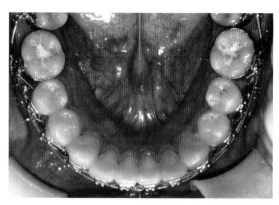

图4-8-18

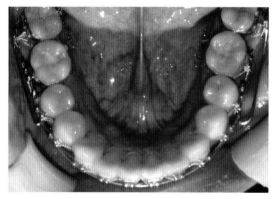

图4-8-19

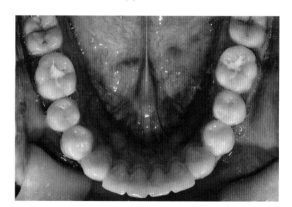

图4-8-20

4. 下颌配置单侧双臂弹力扩展辅弓矫治47舌倾案例（图4-8-21～图4-8-26）

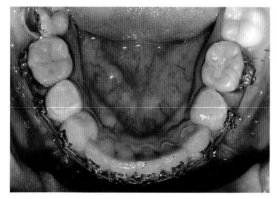

图4-8-21

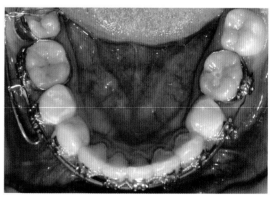

图4-8-22

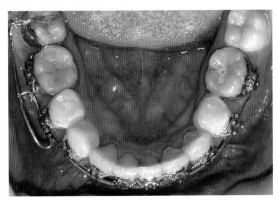

图4-8-23

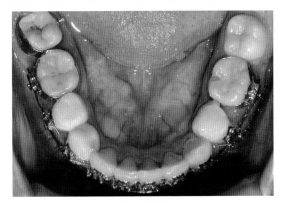

图4-8-24

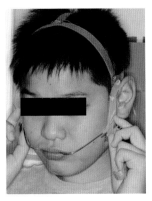

图4-8-25

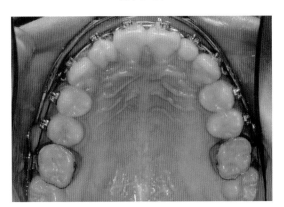

图4-8-26

　　双臂弹力扩展辅弓装置，是笔者借鉴头帽口外弓的结构特点研制的一种口内版的微型双臂弓，用其拓展牙弓宽度，矫治因下颌后牙舌倾导致的正锁𬌗或牙弓狭窄案例。

　　图4-8-25、图4-8-26是使用头帽口外弓装置矫治Ⅱ类错𬌗案例。

第九节　方丝磨牙竖直簧

一、方丝磨牙竖直簧的临床操作要点

　　让我们通过图4-9-1来认识一下正畸附件：方丝磨牙竖直簧。

图4-9-1

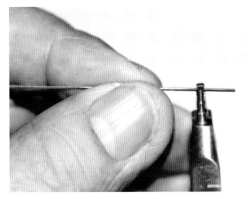

图4-9-2

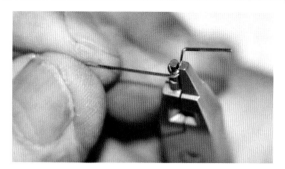

图4-9-3

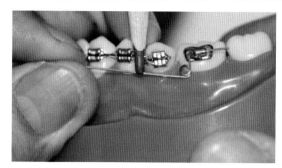

图4-9-4

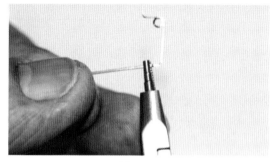

图4-9-5

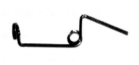

图4-9-6

1. 弯制工具与材料

（1）弯制工具：Kim钳、细丝钳、末端切断钳。

（2）弯制材料：0.017in×0.025in或0.018in×0.025in的不锈钢方丝。

2. 方丝磨牙竖直簧的弯制步骤及装配过程

方丝磨牙竖直簧的弯制步骤如图4-9-2～图4-9-6所示，装配过程如图4-9-7、图4-9-8所示。

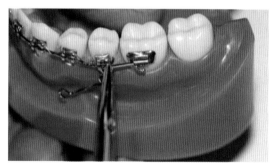

图4-9-7

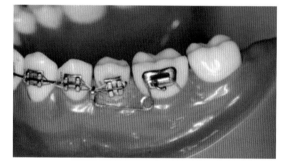

图4-9-8

二、方丝磨牙竖直簧的临床应用案例展示

1. 下颌装配方丝磨牙竖直簧矫治46近中倾斜案例1（图4-9-9，图4-9-10）

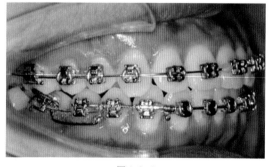

图4-9-9

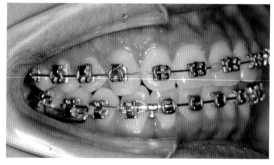

图4-9-10

2. 下颌装配方丝磨牙竖直簧矫治37近中倾斜案例（图4-9-11，图4-9-12）

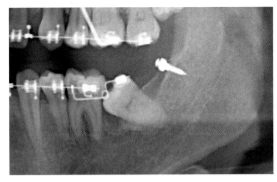
图4-9-11

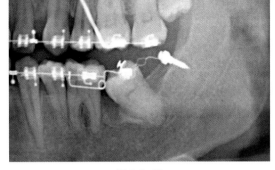
图4-9-12

3. 下颌装配方丝磨牙竖直簧矫治46近中倾斜案例2（图4-9-13，图4-9-14）

备注：本案例由广州1801届正畸系统班学员罗舒婷医生提供案例。

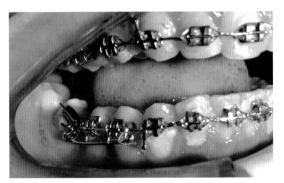
图4-9-13

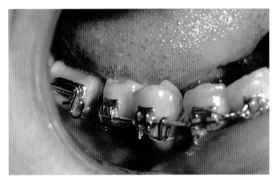
图4-9-14

4. 下颌装配方丝长臂磨牙竖直簧矫治37近中倾斜案例

（1）装配磨牙竖直簧（图4-9-15，图4-9-16）

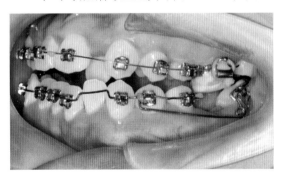
图4-9-15　装配加力前状况

图4-9-16　装配加力后状况

（2）矫治阶段（图4-9-17，图4-9-18）

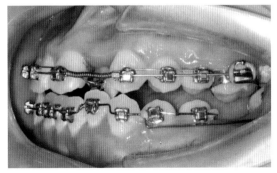
图4-9-17　矫治后磨牙竖直状况

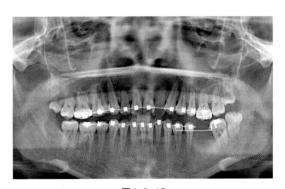
图4-9-18

备注：对比该患者矫治前后X线口腔全景片检查（图4-9-16，图4-9-18），可以清晰地观察到经使用长臂方丝磨牙竖直簧，原先倾斜的下颌左侧第二磨牙已经直立。

（3）塑料牙模演示方丝磨牙竖直簧的装配步骤（图4-9-19，图4-9-20）。

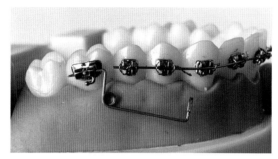 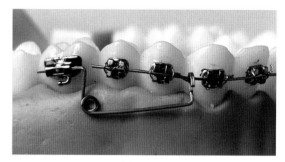

图4-9-19　　　　　　　　　　　　　　图4-9-20

第十节　四眼扩弓簧

一、四眼扩弓簧的临床操作要点

让我们通过下面几张图片来认识一下正畸装置：四眼扩弓簧（图4-10-1~图4-10-4）。

（1）弯制工具：技工梯形钳、粗丝截断钳、尖头钳。

（2）其他工具：点焊机、焊枪、焊媒及焊银等。

（3）弯制材料：0.9mm或1.0mm的不锈钢丝。

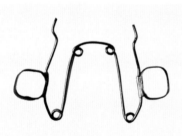 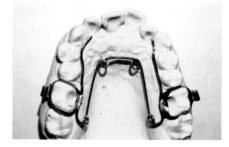

图4-10-1　　　　　　　　　　　　　　图4-10-2

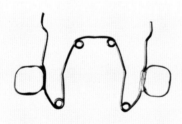 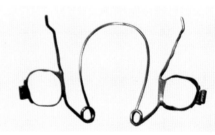

图4-10-3　　　　　　　　　　　　　　图4-10-4

二、四眼扩弓簧的临床应用案例展示

1. 上颌装配改良四眼扩弓簧矫治牙弓狭窄案例（图4-10-5~图4-10-12）

备注：该患者使用改良四眼扩弓簧（二眼扩弓簧），扩展上颌狭窄的牙弓，利用扩展的间隙排齐拥挤的牙列。获得良好的矫治效果。

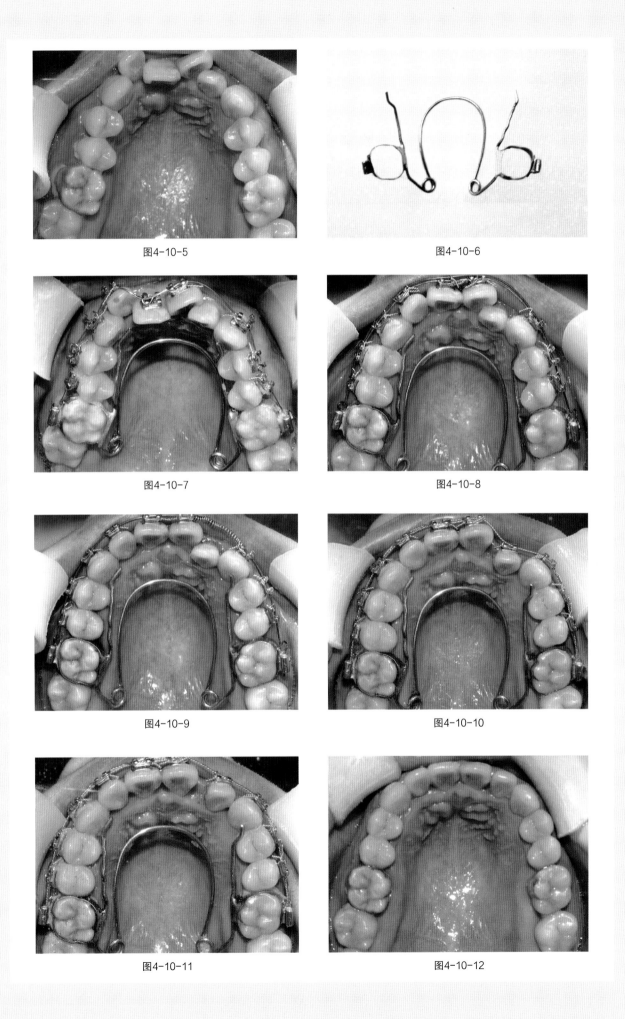

图4-10-5

图4-10-6

图4-10-7

图4-10-8

图4-10-9

图4-10-10

图4-10-11

图4-10-12

2. 下颌装配改良四眼扩弓簧矫治单侧后牙舌倾案例（图4-10-13～图4-10-20）

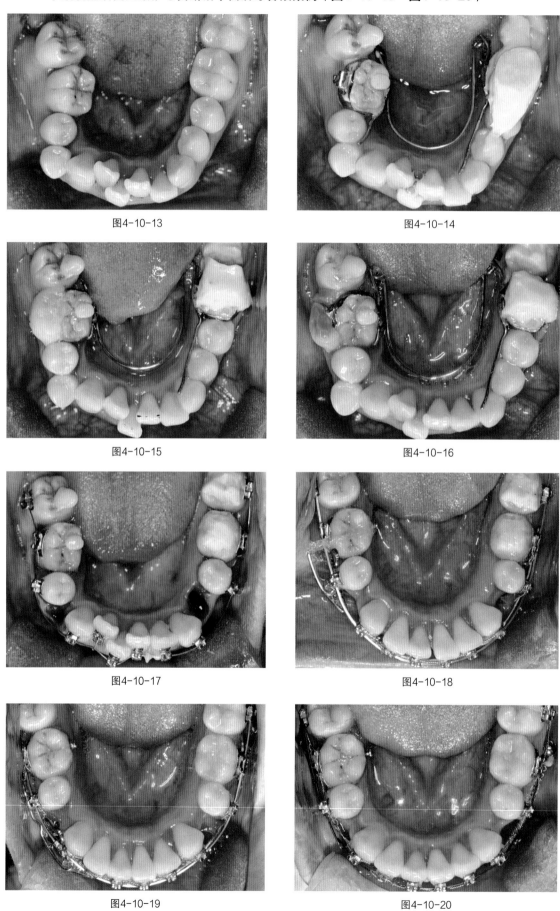

图4-10-13

图4-10-14

图4-10-15

图4-10-16

图4-10-17

图4-10-18

图4-10-19

图4-10-20

备注：该患者是成年女性、下颌牙弓一侧塌陷，与对颌牙列构成正锁𬌗关系。矫治设计下颌使用改良四眼扩弓簧单侧扩展舌倾的后牙段牙弓，同时配合颌间交互弹力牵引。后期使用了单侧双臂弹力扩展辅弓技术（图4-10-19），获得良好的矫治效果。下颌牙弓健侧要采用增强支抗措施。

3. 上颌装配四眼扩弓簧矫治牙弓狭窄案例（图4-10-21～图4-10-28）

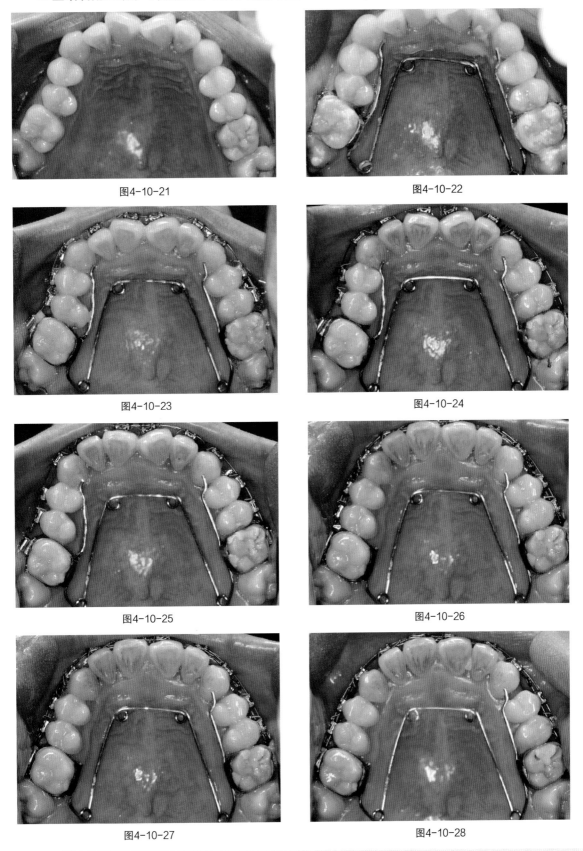

图4-10-21

图4-10-22

图4-10-23

图4-10-24

图4-10-25

图4-10-26

图4-10-27

图4-10-28

4. 下颌装配改良四眼扩弓簧矫治牙弓狭窄案例（图4-10-29～图4-10-36）

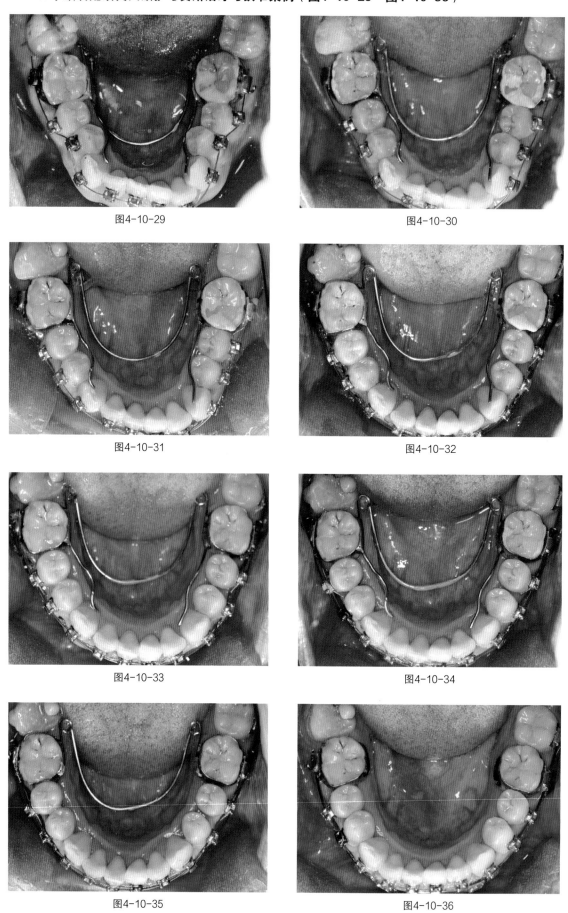

图4-10-29

图4-10-30

图4-10-31

图4-10-32

图4-10-33

图4-10-34

图4-10-35

图4-10-36

5. 下颌装配改良四眼扩弓簧矫治3切牙牙弓狭窄案例（图4-10-37～图4-10-41）

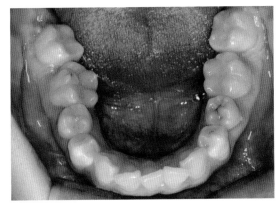

图4-10-37

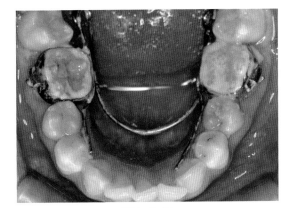

图4-10-38

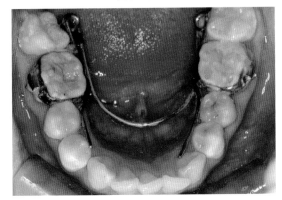

图4-10-39

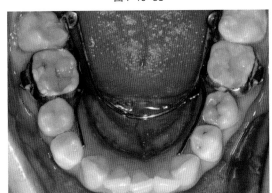

图4-10-40

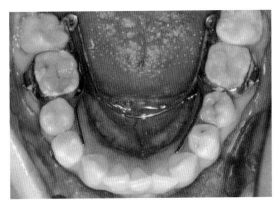

图4-10-41

6. 上颌装配异型二眼扩弓簧矫治牙弓狭窄案例（图4-10-42，图4-10-43）

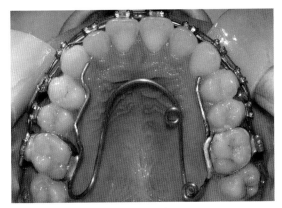

图4-10-42

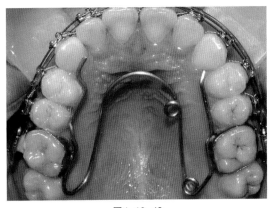

图4-10-43

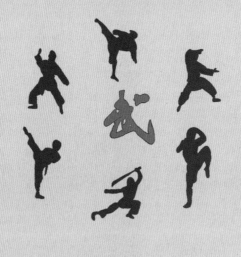

Chapter 5

第五章

正畸弓丝训练科目之四

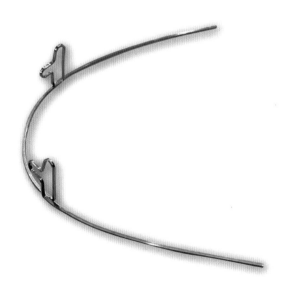

一、方丝蘑菇曲的临床操作要点

方丝正畸蘑菇曲如图5-1-1、图5-1-2所示，因长得像蘑菇形状（图5-1-3），故而得名——方丝正畸蘑菇曲。

1. 弯制工具与材料

（1）弯制工具：细丝钳、末端切断钳、弓丝成型器、方丝转矩钳、记号笔。

（2）弯制材料：0.017in×0.025in或0.018in×0.025in的不锈钢方丝。

2. 方丝蘑菇曲的弯制尺寸

方丝正畸蘑菇曲的曲高8～9mm，大三角底边总宽8～9mm，即每侧小三角底边4～4.5mm（图5-1-4）。

通常情况下，下颌牙弓相对上颌牙弓而言，前牙段近远中径比较小，故下颌牙弓弯制的蘑菇曲要较上颌弯制的尺寸略微小一点。

3. 临床应用要点

方丝蘑菇曲标准弓型——蘑菇曲通常设置在上颌牙弓两侧的尖牙与侧切牙之间，也可应用于下颌牙弓。

4. 方丝蘑菇曲的作用

用来整平牙列，内收前突的牙弓，关闭拔牙间隙，也可做颌间弹力牵引的挂钩使用。

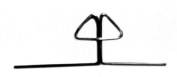

图5-1-1

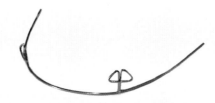

图5-1-2

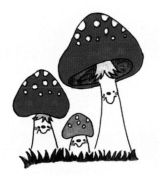

图5-1-3

正畸蘑菇曲的曲高8～9mm，大三角底边总宽8～9mm，即每侧小三角底边4～4.5mm

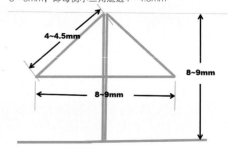

4～4.5mm

8～9mm

8～9mm

图5-1-4

二、方丝蘑菇曲的临床应用案例展示

1. 颧突钉–方丝蘑菇曲与下颌蛤蟆弓组合矫治案例（图5-1-5～图5-1-8）

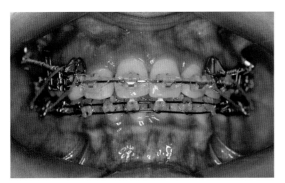

图5-1-5

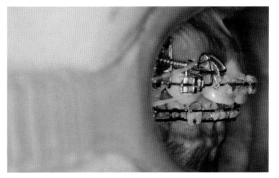

图5-1-6

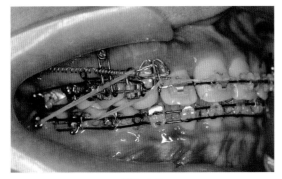

图5-1-7

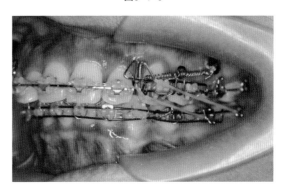

图5-1-8

2. 上颌方丝T形曲与下颌蘑菇曲组合矫治案例

（1）矫治阶段1（图5-1-9～图5-1-12）

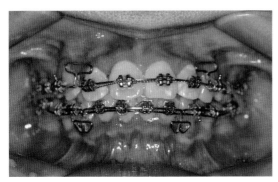

图5-1-9

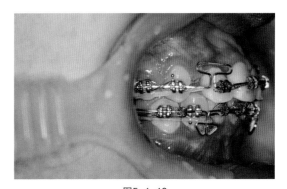

图5-1-10

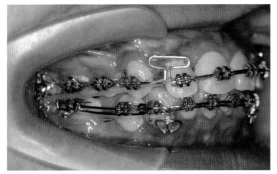

图5-1-11

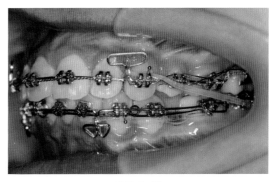

图5-1-12

（2）矫治阶段2（图5-1-13~图5-1-17）

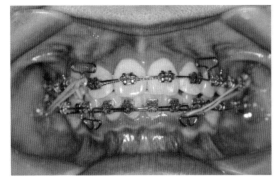

图5-1-13

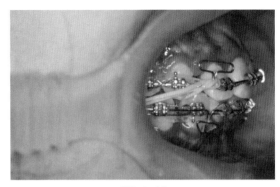

图5-1-14

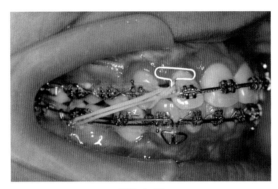

图5-1-15

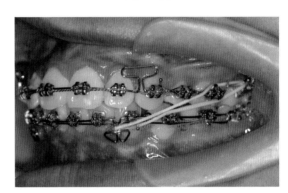

图5-1-16

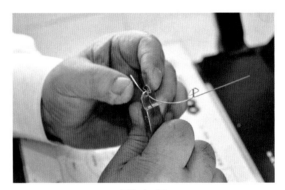

图5-1-17

3. 上颌方丝蘑菇曲与下颌靴形曲组合矫治案例（图5-1-18~图5-1-21）

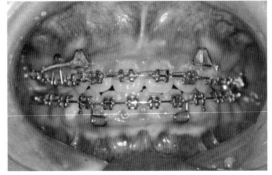

图5-1-18

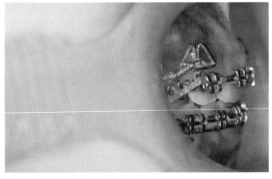

图5-1-19

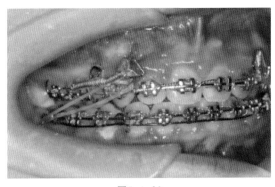

图5-1-20

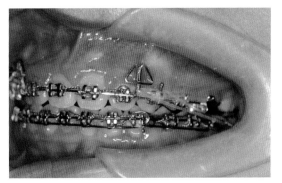

图5-1-21

4. 上颌方丝蘑菇曲与下颌蛤蟆弓组合矫治案例（图5-1-22～图5-1-25）

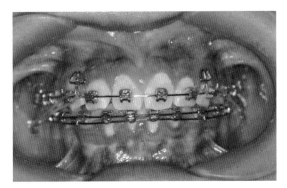

图5-1-22

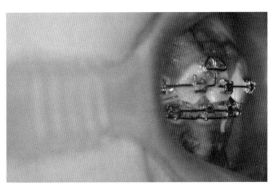

图5-1-23

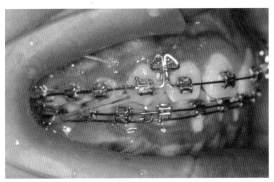

图5-1-24

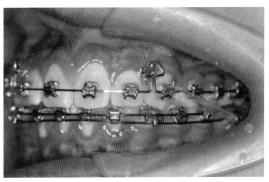

图5-1-25

第二节 方丝上字曲标准弓型

一、方丝上字曲标准弓型的临床操作要点

方丝上字曲的结构、弯制尺寸示意图及方丝上字曲标准弓型如图5-2-1、图5-2-2所示。

1. 弯制工具与材料

（1）弯制工具：Kim钳、细丝钳、末端切断钳、弓丝成型器、方丝转矩钳、正畸弓型图、记号笔。

（2）弯制材料：0.017in×0.025in或0.018in×0.025in的不锈钢方丝。

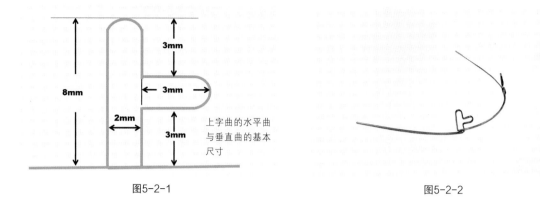

图5-2-1

图5-2-2

2. 上字曲的弯制特点与临床应用要点

上字曲是一种水平曲与垂直曲组合而成的联合曲，放置于相邻牙齿托槽槽沟间距的弓丝盘绕弯曲，力量柔和，既有水平曲的作用特点，又融合了垂直曲的功能，通常作为关闭曲使用。用于牙列拥挤排齐后拔牙间隙的关闭。由于该曲使用的是方丝，可以在三维方向调控牙齿的移动，对前牙的垂直向控制，比如4颗切牙的压低与伸长，具有较好的作用。对于前牙直立或内收前牙距离较大的患者，也可预先弯制人字曲实施冠唇向转矩，防止内收前牙的过程中出现前牙的舌倾。上字曲还可以作为牵引钩作用（图5-2-3～图5-2-8）。

上字曲关闭拔牙间隙时，通常在上颌磨牙颊面管远中末端回抽加力弯折，使上字曲的前后两个垂直臂相交即可，也可应用于下颌。

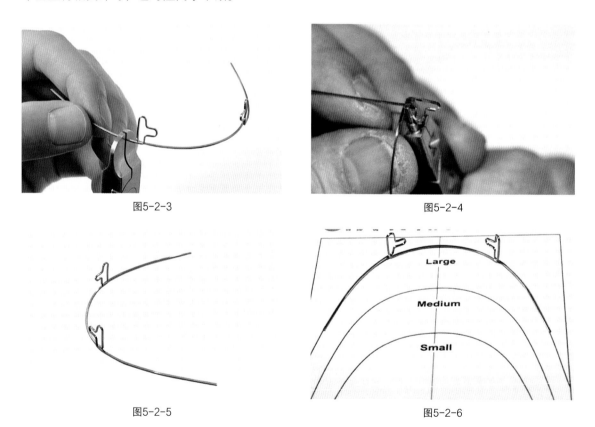

图5-2-3

图5-2-4

图5-2-5

图5-2-6

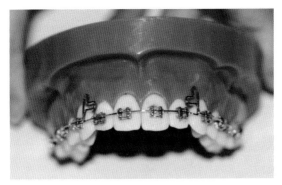

图5-2-7

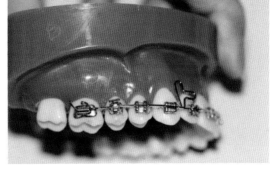

图5-2-8

二、方丝上字曲标准弓型的临床应用案例展示

1. 上颌方丝上字曲与下颌扁担弓组合矫治案例（图5-2-9~图5-2-12）

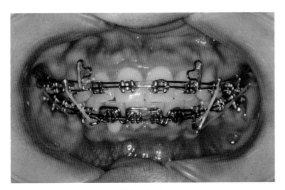

图5-2-9

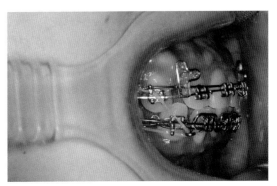

图5-2-10

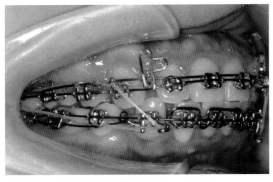

图5-2-11

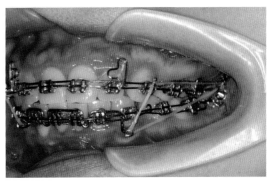

图5-2-12

2. 上颌方丝上字曲与下颌蛤蟆弓组合矫治案例（图5-2-13~图5-2-16）

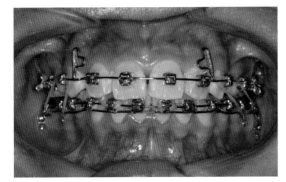

图5-2-13

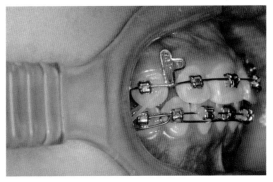

图5-2-14

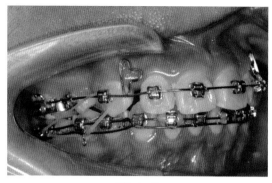

图5-2-15

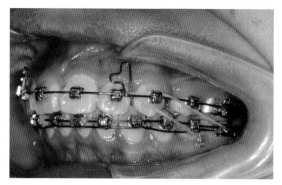

图5-2-16

3. 双颌方丝上字曲配置颧突钉-高位牵引扁担弓矫治案例（图5-2-17～图5-2-20）

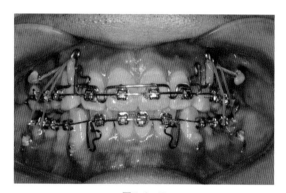

图5-2-17

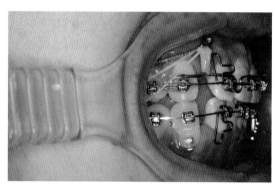

图5-2-18

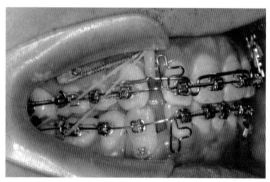

图5-2-19

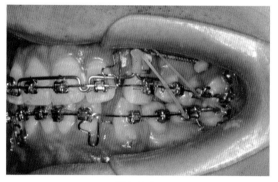

图5-2-20

第三节 多曲方丝弓（MEAW）

一、多曲方弓丝的临床操作要点

多曲方丝弓（MEAW）的形状及弯制尺寸如图5-3-1～图5-3-3所示。

1. 弯制工具与材料

（1）弯制工具：Kim钳、细丝钳、末端切断钳、弓丝成型器、方丝转矩钳。

（2）弯制材料：0.017in×0.025in或0.018in×0.025in的不锈钢方丝。

2. 弯制口诀

上海迈植牙学院正畸特色技术系统班实操课程，武广增老师在课堂上依据塑料牙模，示教了上下颌多曲方丝弓的弯制步骤，强调确定标记点和使用Kim钳的手法与操作技巧，口里念着弯制MEAW弓口诀"方方圆圆方"。

　　备注：口诀指的是正畸医生在动手弯制多曲方丝弓时，手持kim钳的钳喙与方丝着力点的顺序，依次为方喙、方喙、圆喙、圆喙、方喙。

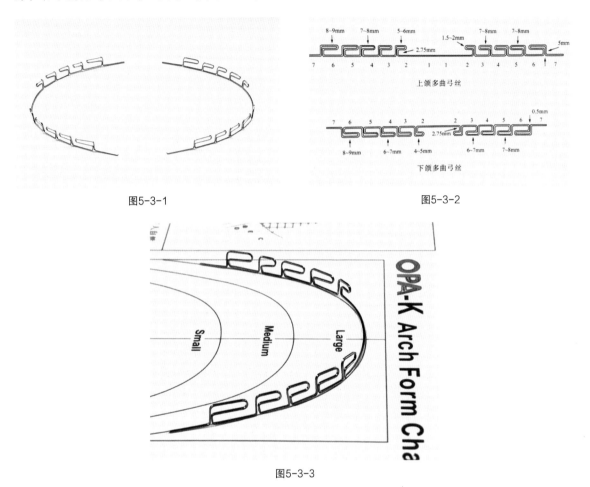

图5-3-1　　　　　　　　　　　　　　　　　　　　图5-3-2

图5-3-3

二、多曲方弓丝的临床应用案例展示

1. 上颌T形曲与下颌MEAW弓颌间三角形牵引矫治案例（图5-3-4～图5-3-7）

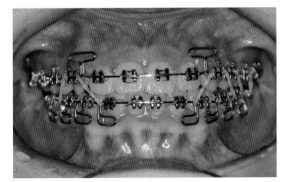

图5-3-4

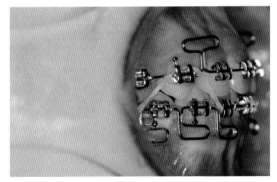

图5-3-5

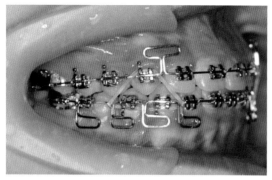

图5-3-6

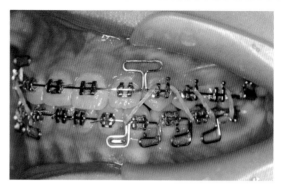

图5-3-7

2. 上颌T形曲与下颌MEAW弓颌间四边形牵引矫治案例（图5-3-8～图5-3-11）

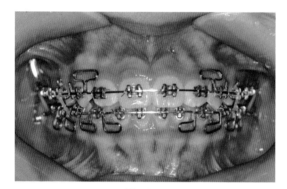

图5-3-8

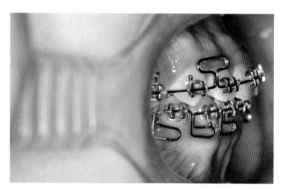

图5-3-9

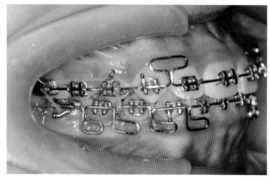

图5-3-10

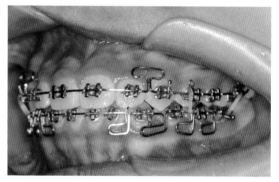

图5-3-11

3. 双颌应用MEAW弓不对称颌间牵引矫治反𬌗偏𬌗案例（图5-3-12～图5-3-15）

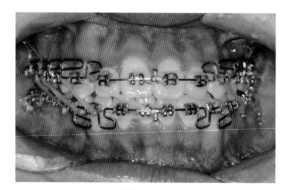

图5-3-12

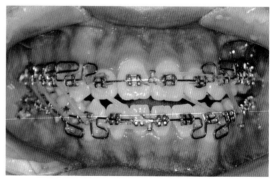

图5-3-13

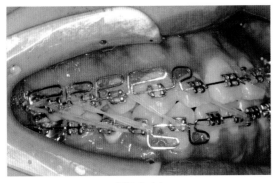

图5-3-14

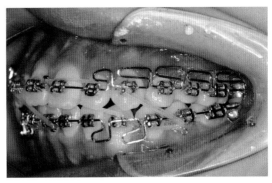

图5-3-15

4. 下颌应用MEAW弓倒三角形颌间牵引矫治案例（图5-3-16～图5-3-19）

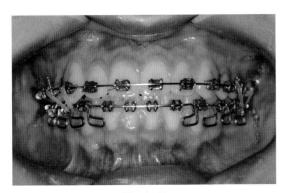

图5-3-16

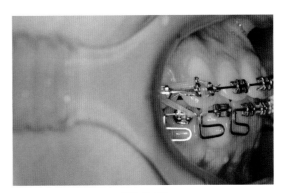

图5-3-17

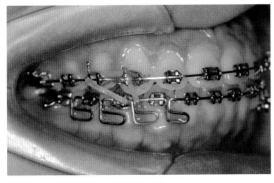

图5-3-18

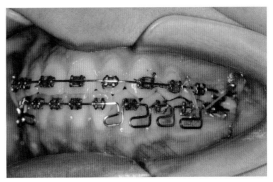

图5-3-19

5. 双颌应用MEAW弓颌间牵引矫治开拾畸形案例

（1）矫治阶段1（图5-3-20～图5-3-22）

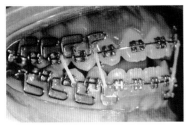

图5-3-20

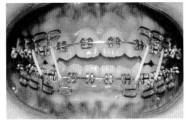

图5-3-21

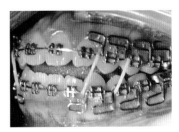

图5-3-22

（2）矫治阶段2（图5-3-23～图5-3-25）

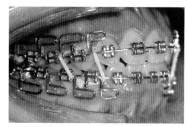
图5-3-23

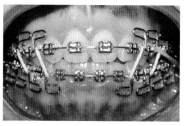
图5-3-24

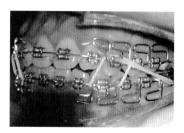
图5-3-25

（3）矫治阶段3（图5-3-26～图5-3-28）

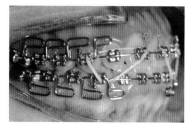
图5-3-26

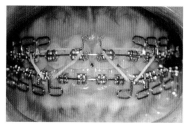
图5-3-27

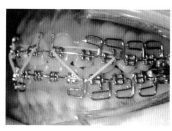
图5-3-28

（4）矫治阶段4（图5-3-29～图5-3-31）

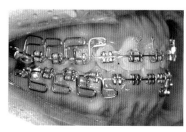
图5-3-29

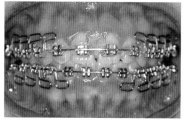
图5-3-30

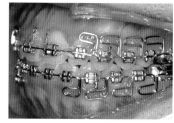
图5-3-31

第四节　旋转簧、正轴簧

一、旋转簧、正轴簧的临床操作要点

旋转簧、正轴簧形状及牙模装配示意图如图5-4-1、图5-4-2所示。

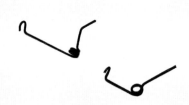
图5-4-1

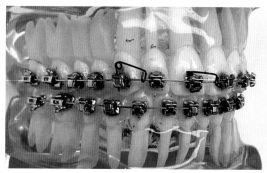
图5-4-2

（1）弯制工具：细丝钳、末端切断钳。

（2）弯制材料：0.014in澳丝或0.016in澳丝。

二、旋转簧正轴簧的临床应用案例展示

1. 下颌配置改良旋转簧矫治尖牙扭转案例

（1）矫治阶段1（图5-4-3，图5-4-4）

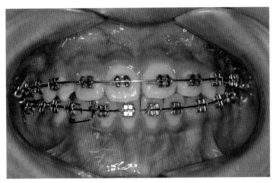

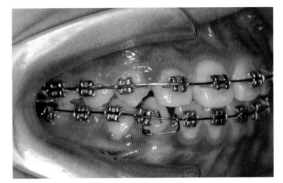

图5-4-3　　　　　　　　　　　　　　　图5-4-4

（2）矫治阶段2（图5-4-5，图5-4-6）

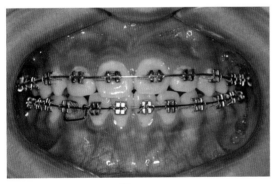

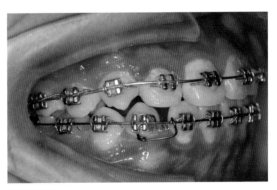

图5-4-5　　　　　　　　　　　　　　　图5-4-6

2. 下颌配置改良旋转簧矫治切牙扭转案例（图5-4-7～图5-4-10）

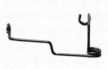

图5-4-7　改良旋转簧

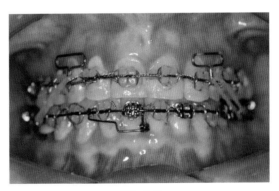

图5-4-8

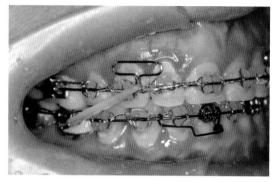

图5-4-9

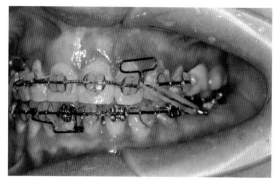

图5-4-10

3. 上颌配置旋转簧矫治11及21扭转案例（图5-4-11～图5-4-14）

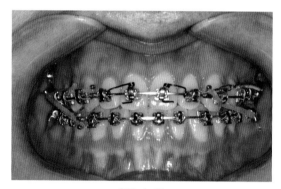

图5-4-11

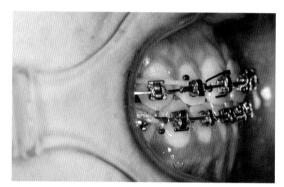

图5-4-12

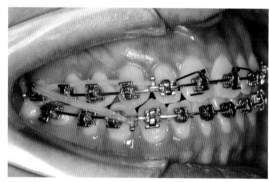

图5-4-13

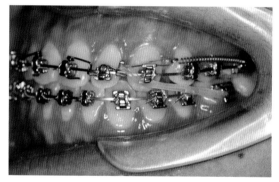

图5-4-14

4. 上颌配置正轴簧矫治11及21斜轴案例（图5-4-15～图5-4-17）

备注：这是一例11、21应用正轴簧矫治案例。

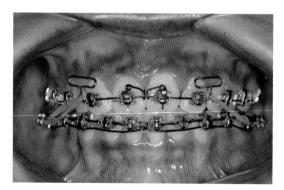

图5-4-15

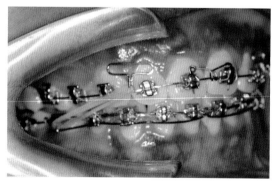

图5-4-16

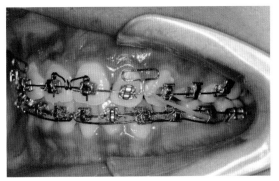

图5-4-17

5. 上颌配置旋转簧矫治21扭转案例

（1）矫治阶段1（图5-4-18~图5-4-21）

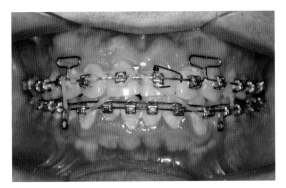

图5-4-18

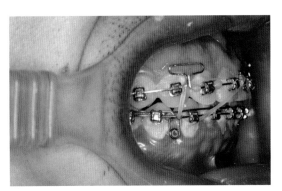

图5-4-19

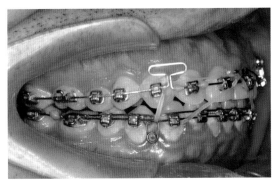

图5-4-20

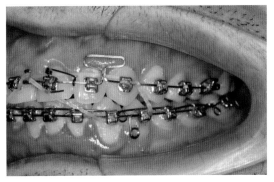

图5-4-21

（2）矫治阶段2（图5-4-22~图5-4-26）

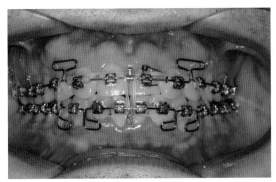

图5-4-22

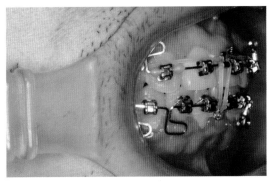

图5-4-23

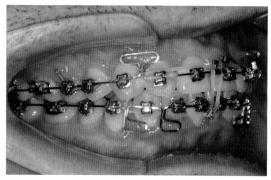

图5-4-24

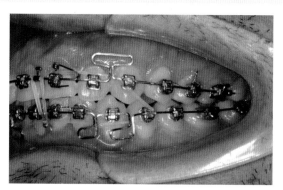

图5-4-25

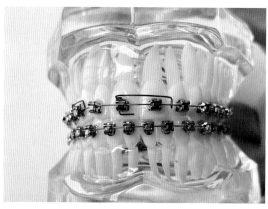

图5-4-26

6. 上颌装配磨牙正轴簧矫治16近中倾斜案例（图5-4-27～图5-4-30）

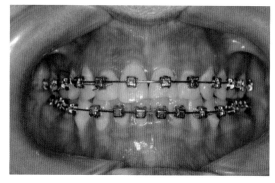

图5-4-27

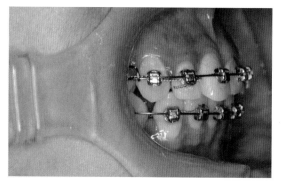

图5-4-28

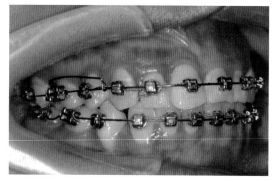

图5-4-29

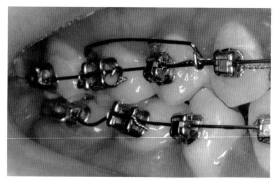

图5-4-30

第五节　匣形曲

一、匣形曲的临床操作要点

正畸弓丝垂直作用匣形曲、正轴作用匣形曲的形状及弯制尺寸如图5-5-1～图5-5-5所示。

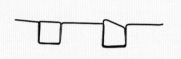

图5-5-1　正畸匣形曲

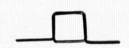

图5-5-2

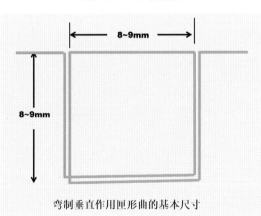

弯制垂直作用匣形曲的基本尺寸

图5-5-3

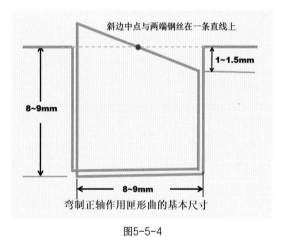

斜边中点与两端钢丝在一条直线上

弯制正轴作用匣形曲的基本尺寸

图5-5-4

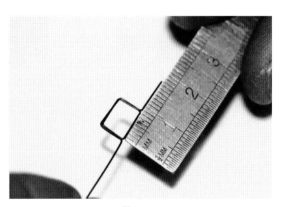

图5-5-5

1. 弯制工具与材料

（1）弯制工具：细丝钳、末端切断钳。

（2）弯制材料：0.016in或0.018in澳丝。

2. 适应证

匣形曲有两种，一种是垂直作用匣形曲，用于压低或伸高牙齿；一种是正轴作用匣形曲，用于矫正个别牙齿的倾斜。

控制牙齿龈殆方向的移动，如尖牙的复位或压低。遇到尖牙或其他牙齿有斜轴，可应用正轴作用匣形曲来纠正。对于"虎牙"患者，当第一前磨牙拔除之后，可使用匣形曲复位尖牙，疗效甚佳。

3. 弯制要求

匣形曲的3个边由2条弓丝重叠形成，底边是一条弓丝。垂直作用匣形曲的内边是一条水平弓丝，用于压低或伸长牙齿。

正轴作用匣形曲的内边是一条斜行弓丝，应用时要注意选择斜行弓丝的方向，斜行弓丝的方向应与牙齿扶正的方向一致，即与倾斜牙齿上的托槽槽沟方向相反，这样当匣形曲内边弓丝在倾斜牙齿托槽槽沟就位后，弓丝的形变复位力才能起到正轴的作用。

匣形曲应该尽量与软组织贴近，但是没有接触，以避免对软组织的刺激。匣形曲不要过大，以免刺激软组织。

二、匣形曲的临床应用案例展示

1. 上颌弓丝设置匣形曲矫治唇向低位尖牙案例

（1）矫治阶段1（图5-5-6～图5-5-9）

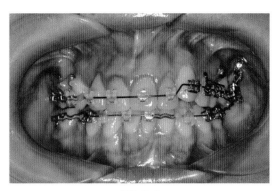

图5-5-6

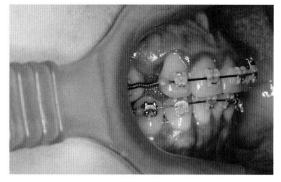

图5-5-7

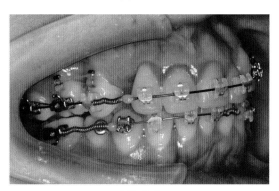

图5-5-8

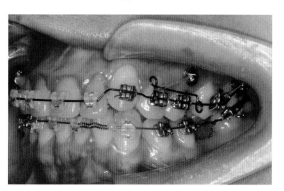

图5-5-9

（2）矫治阶段2（图5-5-10～图5-5-13）

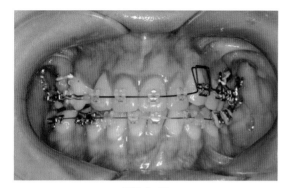

图5-5-10

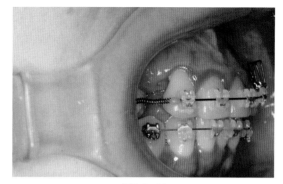

图5-5-11

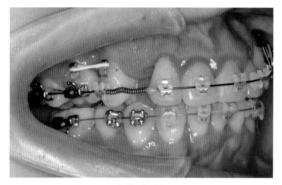

图5-5-12

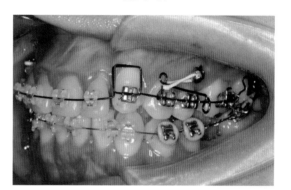

图5-5-13

（3）矫治阶段3（图5-5-14～图5-5-17）

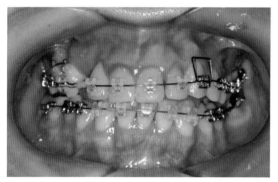

图5-5-14

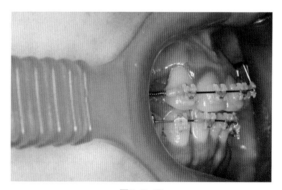

图5-5-15

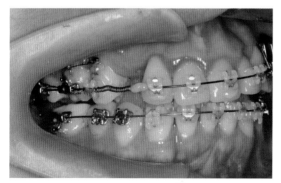

图5-5-16

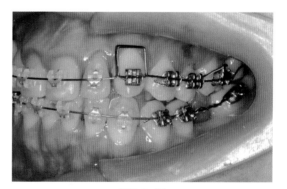

图5-5-17

2. 下颌正轴作用匣形曲矫治35近中倾斜复合Ⅱ类牵引案例

（1）矫治阶段1（图5-5-18~图5-5-21）

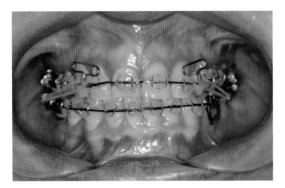

图5-5-18

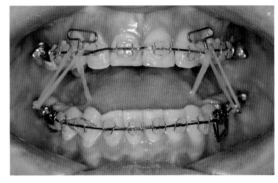

图5-5-19

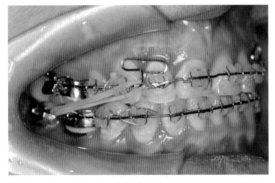

图5-5-20

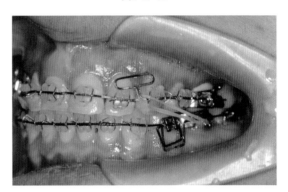

图5-5-21

（2）矫治阶段2（图5-5-22~图5-5-25）

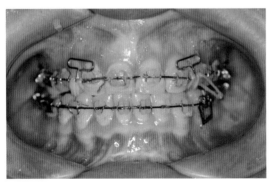

图5-5-22

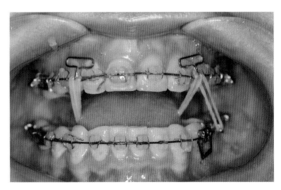

图5-5-23

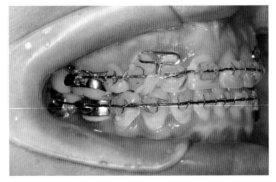

图5-5-24

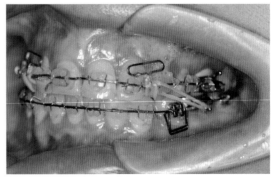

图5-5-25

（3）复诊处置（图5-5-26～图5-5-29）

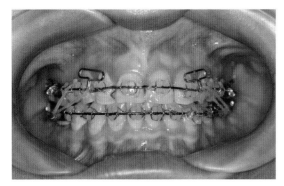

图5-5-26

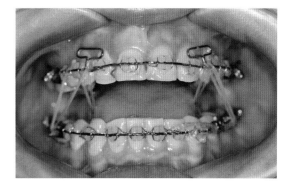

图5-5-27

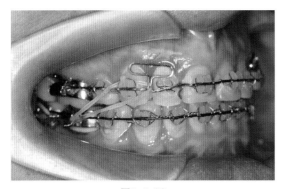

图5-5-28

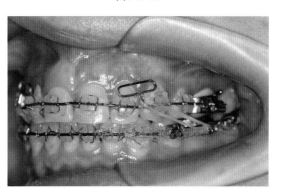

图5-5-29

3. 下颌弓丝设置正轴作用匣形曲矫治35近中倾斜案例（图5-5-30～图5-5-33）

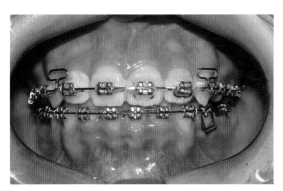

图5-5-30

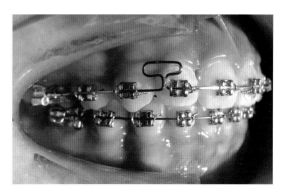

图5-5-31

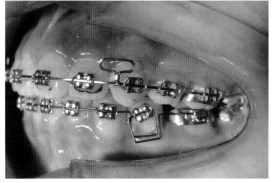

图5-5-32

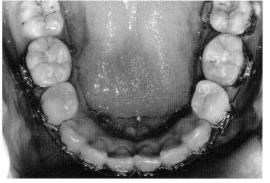

图5-5-33

4. 上颌弓丝两侧尖牙设置垂直作用匣形曲矫治案例（图5-5-34～图5-5-37）

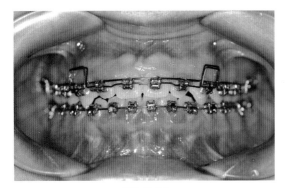

图5-5-34

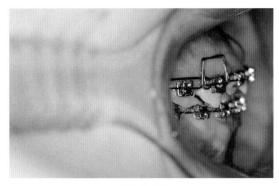

图5-5-35

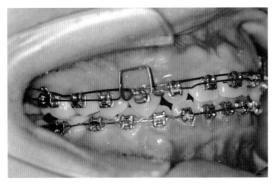

图5-5-36

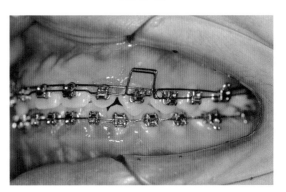

图5-5-37

5. 上颌弓丝设置匣形曲矫治埋伏阻生尖牙案例

（1）矫治阶段1（图5-5-38～图5-5-41）

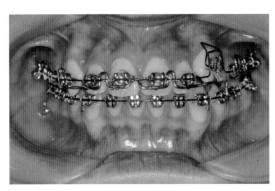

图5-5-38

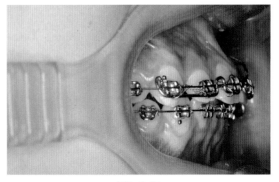

图5-5-39

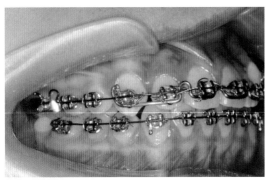

图5-5-40

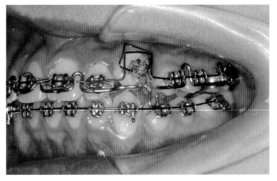

图5-5-41

（2）矫治阶段2（图5-5-42～图5-5-45）

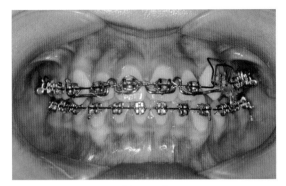

图5-5-42

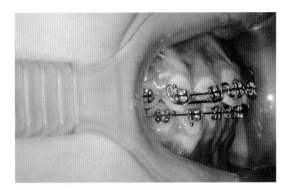

图5-5-43

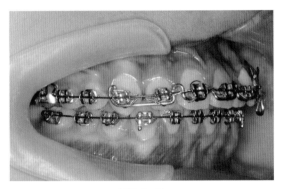

图5-5-44

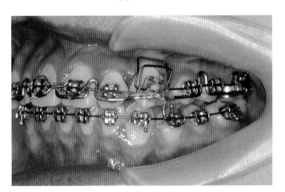

图5-5-45

6. 下颌匣形曲配合上颌镍钛丝矫治12舌侧错位案例

（1）矫治阶段1（图5-5-46，图5-5-47）

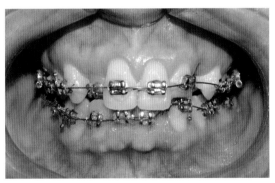

图5-5-46

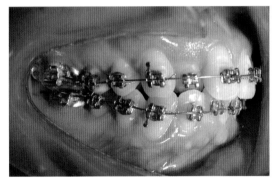

图5-5-47

（2）矫治阶段2（图5-5-48，图5-5-49）

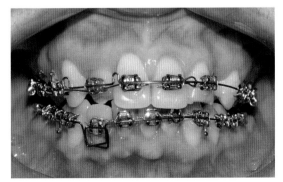

图5-5-48

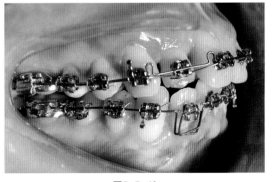

图5-5-49

（3）矫治阶段3（图5-5-50，图5-5-51）

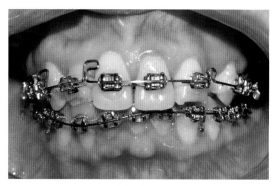

图5-5-50

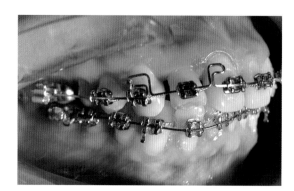

图5-5-51

（4）矫治阶段4（图5-5-52，图5-5-53）

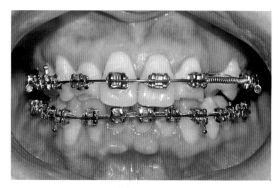

图5-5-52

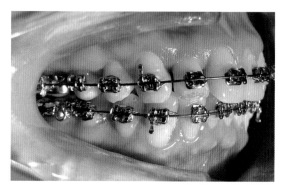

图5-5-53

第六节　九曲连环夹

一、九曲连环夹的临床操作要点

九曲连环夹的形状如图5-6-1、图5-6-2所示。

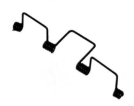

图5-6-1

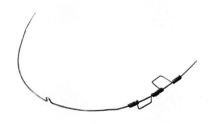

图5-6-2

1. 弯制工具与材料

（1）弯制工具：细丝钳、末端切断钳、持针器。

（2）弯制材料：0.014in或0.016in澳丝，0.8mm不锈钢丝。

2. 弯制要点

目前，笔者所在的正畸团队的九曲连环夹的弯制已经进行了重大改进，不再使用细丝钳的圆喙缠绕弯制螺旋弹簧曲，而是应用直径0.8mm不锈钢丝或0.7mm不锈钢丝作为支撑杆，持针器夹持住0.014in澳丝一端，围绕不锈钢丝圆柱形的支撑杆缠绕弯制螺旋弹簧曲，每次缠绕5～8圈即可，然后根据矫治牙位与支抗牙位的牙冠高度弯制门框曲。

这样改进后弯制加工出来的螺旋弹簧，圈环连接紧密、圈环的直径较小，制作出来的九曲连环夹结构整齐、小巧、螺旋排列一致，用在患者口里舒适。

一般情况下，九曲连环夹的结构特点呈品字形排列，两侧的门框结构作为支抗部分，中间设置的门框结构为矫治牙齿的发力部分，主要是实施控根移动。

为了最大限度发挥矫治力的作用，减少或尽量消除负移动的影响。有时需要在支抗部分的两侧门框结构下方，垫上一根0.018in×0.025in的不锈钢方丝（图5-6-16），用结扎丝固定，这样的措施能够加强两侧的门框支抗值，最大限度地抵消反作用力。

特殊案例，矫治牙齿的两侧没有对等牙齿作为支抗，比如侧切牙的远中没有尖牙，或者没有设计支抗牙的方框的落脚点，这时需要变更一下设计，把品字结构改成两个方框结构，既做一个范围涉及2个牙位的大方框作为支抗结构，小方框为矫治牙齿的控根移动部分（图5-6-6）。

九曲连环夹不仅结构上不同于老鼠夹，它在应用上不需要与较粗的不锈钢方丝（0.019in×0.025in的不锈钢方丝）配套，也不需要将实施控根矫治力牙位的方框内一段方丝打磨成圆丝状。

配套应用正畸主弓丝可以是圆丝也可以是方丝，通常与0.018in澳丝正畸主弓丝配套即可。

二、九曲连环夹的临床应用案例展示

1. 上颌配置改良九曲连环夹矫治12根舌倾案例

（1）矫治阶段1（图5-6-3～图5-6-5）

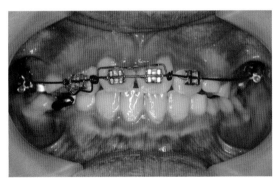

图5-6-3

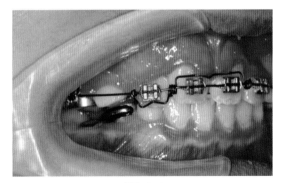

图5-6-4

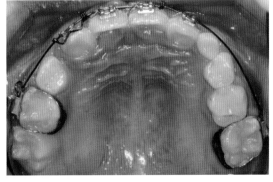

图5-6-5

（2）矫治阶段2（图5-6-6～图5-6-8）

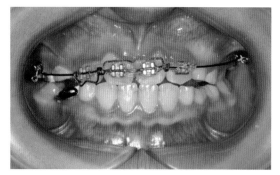

图5-6-6

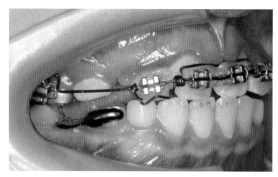

图5-6-7

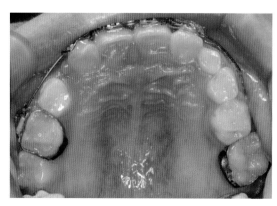

图5-6-8

2. 上颌配置九曲连环夹矫治22根舌倾案例

（1）矫治阶段1（图5-6-9～图5-6-11）

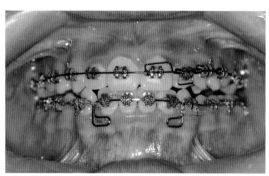

图5-6-9

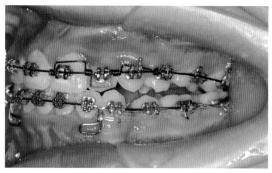

图5-6-10

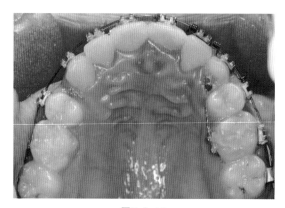

图5-6-11

（2）矫治阶段2（图5-6-12～图5-6-14）

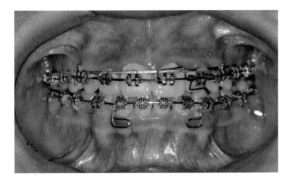

图5-6-12

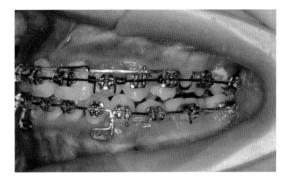

图5-6-13

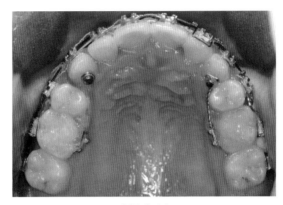

图5-6-14

3. 上颌配置九曲连环夹矫治12根舌倾案例（图5-6-15～图5-6-18）

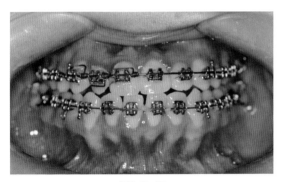

图5-6-15

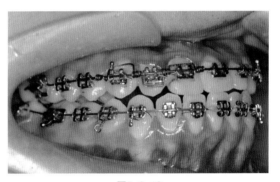

图5-6-16

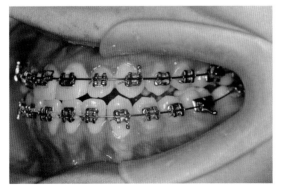

图5-6-17

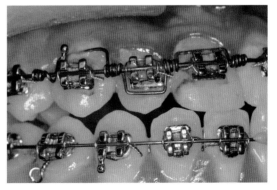

图5-6-18

一、武氏助萌牵引辅弓的临床操作要点

武氏助萌牵引辅弓的弓型形状如图5-7-1、图5-7-2所示。

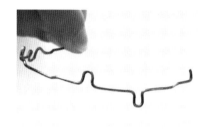

图5-7-1

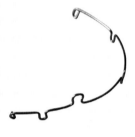

图5-7-2

1. 弯制工具与材料

（1）弯制工具：技工梯形钳、粗丝截断钳、尖头钳。

（2）弯制材料：0.8mm、0.9mm不锈钢丝。

2. 弯制要点

武氏助萌牵引辅弓通常采用0.9mm不锈钢丝弯制而成，基本结构为2~3个U形曲竖突作为插栓式固位，竖突位置通常设置在阻生牙相邻近的托槽处，弓丝末端弯成小圈，在阻生牙的偏远中、偏𬌗方设置一个欧米伽曲形状的牵引钩，挂弹性橡皮链，朝远中、朝𬌗方实施弹性牵引力。武氏助萌牵引辅弓的弓型与牙弓形状相匹配，安放于牙列托槽的𬌗方，用N个0.25mm结扎丝拴系固位。由于不需纳入固定矫治器的托槽槽沟，故可以与任何类型的唇侧固定矫治器配合使用，其适应范围广、通用性强。武氏助萌牵引辅弓挂弹力牵引附件可以使重叠的唇向低位阻生尖牙，顺势而为，朝远中、朝𬌗方移动，错开重叠，避免牙根的碰撞，获得良好的正畸导萌效果。

同时，由于武氏助萌牵引辅弓采用较粗的不锈钢丝弯制而成，又位于牙弓外侧，具有较强的支抗值，不会出现传统牙弓内正畸镍钛弓丝之间相互支抗、𬌗向牵引阻生唇向低位尖牙导致邻牙的负移动。

二、武氏助萌牵引辅弓的临床应用案例展示

1. 上颌装配武氏助萌牵引辅弓矫治23唇向低位案例

（1）装配武氏助萌牵引前牙辅弓（图5-7-3~图5-7-6）

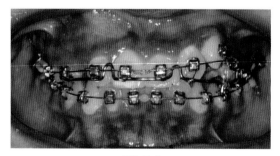

图5-7-3

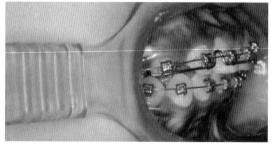

图5-7-4

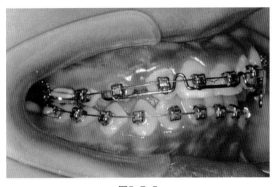

图5-7-5

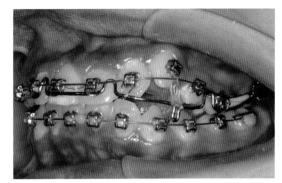

图5-7-6

（2）矫治阶段1（图5-7-7～图5-7-10）

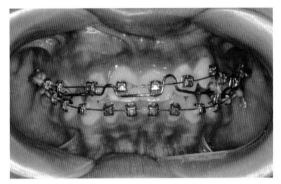

图5-7-7

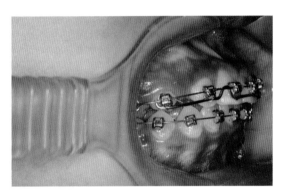

图5-7-8

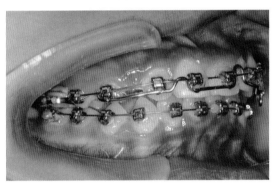

图5-7-9

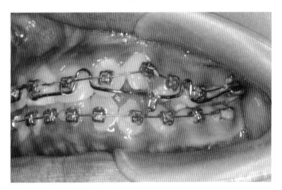

图5-7-10

（3）矫治阶段2（图5-7-11～图5-7-14）

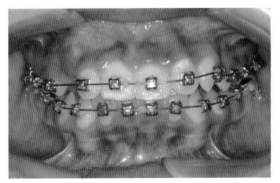

图5-7-11

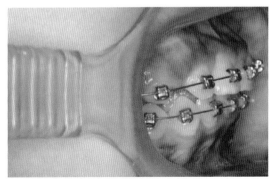

图5-7-12

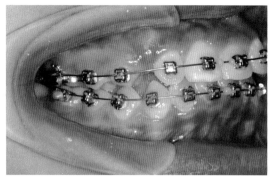

图5-7-13 图5-7-14

2. 上颌装配武氏助萌牵引辅弓矫治13及23唇向低位案例

（1）矫治阶段1（图5-7-15～图5-7-18）

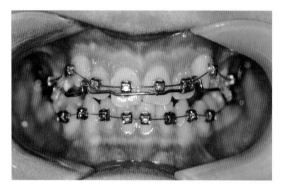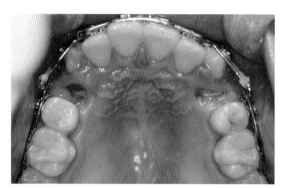

图5-7-15 图5-7-16

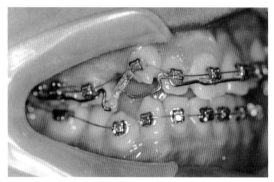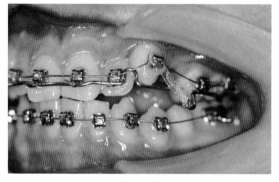

图5-7-17 图5-7-18

（2）矫治阶段2（图5-7-19～图5-7-22）

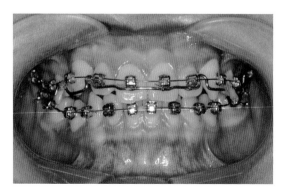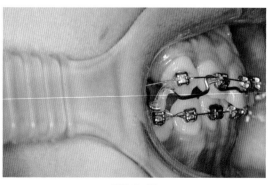

图5-7-19 图5-7-20

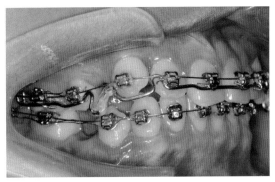

图5-7-21

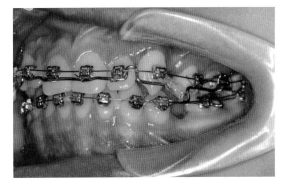

图5-7-22

（3）矫治阶段3（图5-7-23~图5-7-26）

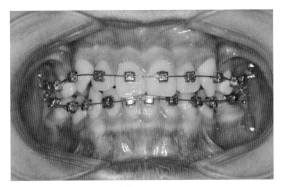

图5-7-23

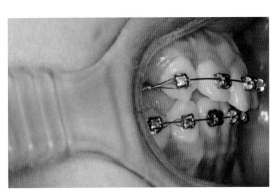

图5-7-24

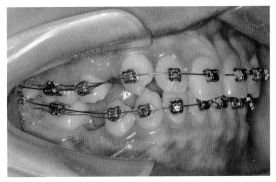

图5-7-25

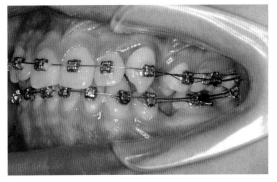

图5-7-26

3. 上颌装配武氏助萌牵引辅弓矫治13近中倾斜唇向低位案例

（1）装配武氏助萌牵引辅弓（图5-7-27~图5-7-30）

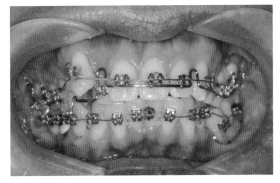

图5-7-27

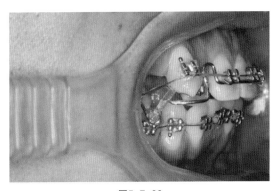

图5-7-28

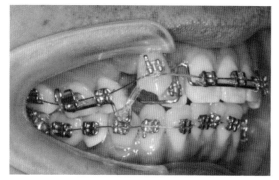

图5-7-29

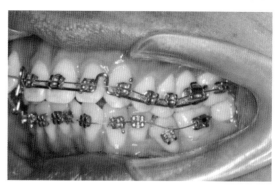

图5-7-30

（2）矫治阶段1（图5-7-31～图5-7-34）

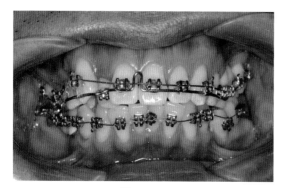

图5-7-31

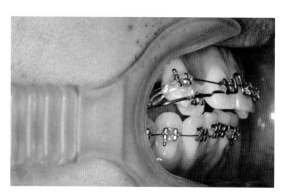

图5-7-32

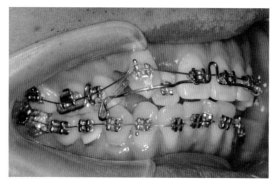

图5-7-33

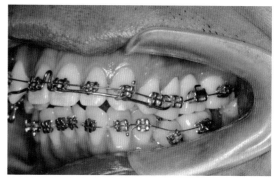

图5-7-34

（3）矫治阶段2（图5-7-35～图5-7-38）

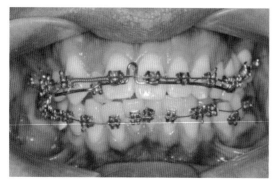

图5-7-35

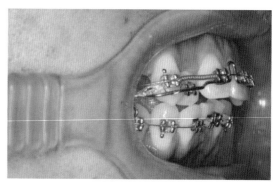

图5-7-36

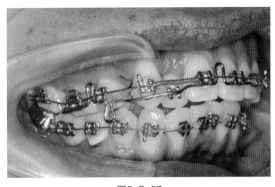

图5-7-37

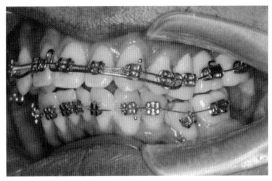

图5-7-38

（4）矫治阶段3（图5-7-39～图5-7-42）

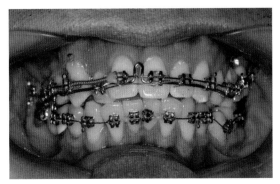

图5-7-39

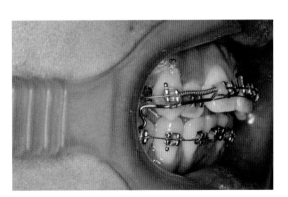

图5-7-40

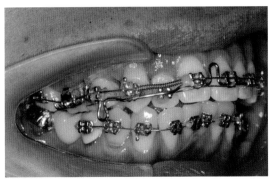

图5-7-41

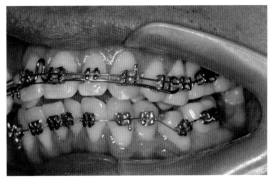

图5-7-42

4. 上颌装配武氏助萌牵引辅弓矫治13近中重叠唇向低位案例（图5-7-43～图5-7-46）

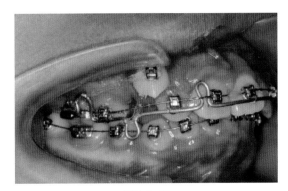

图5-7-43

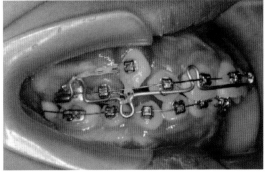

图5-7-44

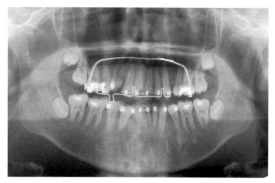

图5-7-45

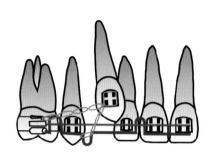

图5-7-46

一、正畸垂钓牵引辅弓的临床操作要点

弯制工具：技工梯形钳、粗丝截断钳、尖头钳。
弯制材料：0.7mm、0.8mm不锈钢丝。

二、正畸垂钓牵引辅弓的临床应用案例展示

1. 正畸垂钓牵引技术竖直上颌近中倾斜磨牙案例（图5-8-1～图5-8-6）

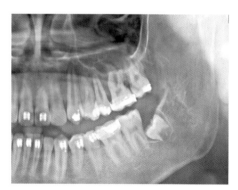

图5-8-1

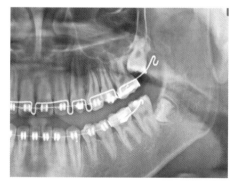

图5-8-2

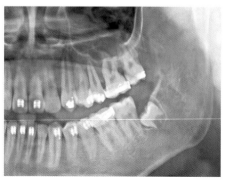

图5-8-3

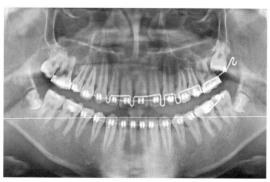

图5-8-4

180

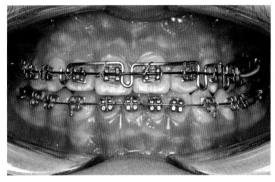

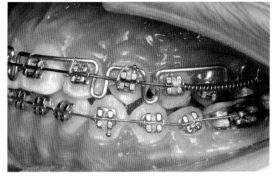

图5-8-5　　　　　　　　　　　　　　　　　　图5-8-6

2. 正畸垂钓牵引技术竖直下颌水平阻生智齿案例

（1）装配正畸垂钓牵引辅弓装置（图5-8-7，图5-8-8）

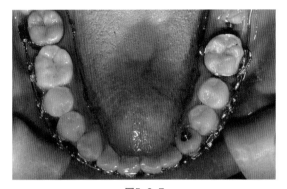

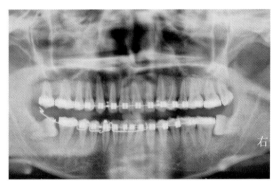

图5-8-7　　　　　　　　　　　　　　　　　　图5-8-8

（2）矫治过程（图5-8-9~图5-8-14）

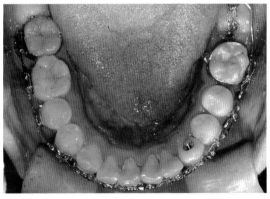

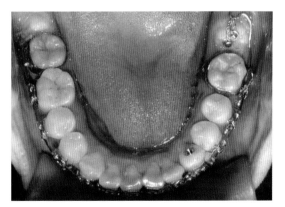

图5-8-9　　　　　　　　　　　　　　　　　　图5-8-10

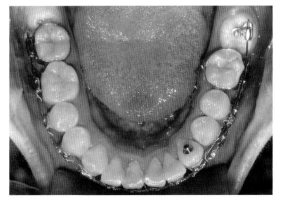

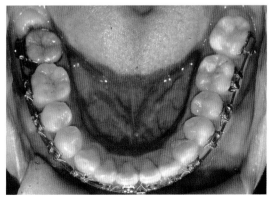

图5-8-11　　　　　　　　　　　　　　　　　　图5-8-12

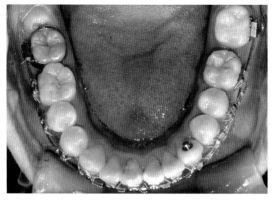

图5-8-13

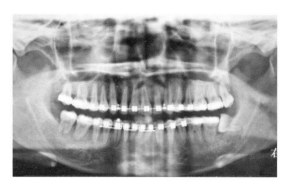

图5-8-14

3. 上颌装配正畸垂钓牵引辅弓矫治前牙区埋伏阻生齿案例

（1）矫治阶段1（图5-8-15~图5-8-18）

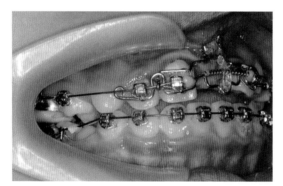

图5-8-15

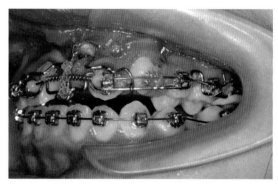

图5-8-16

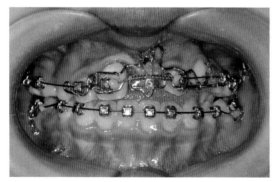

图5-8-17

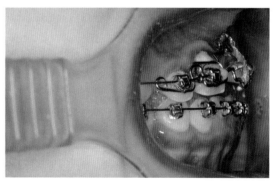

图5-8-18

（2）矫治阶段2（图5-8-19~图5-8-23）

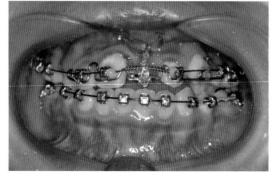

图5-8-19

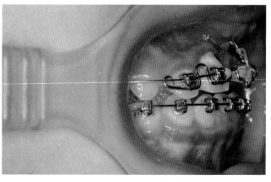

图5-8-20

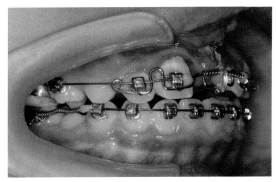

图5-8-21

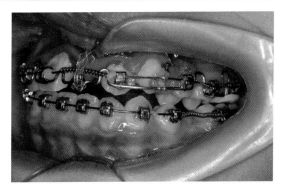

图5-8-22

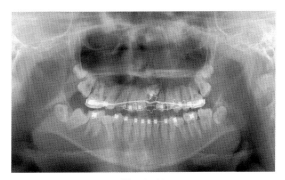

图5-8-23

（3）矫治阶段3（图5-8-24～图5-8-28）

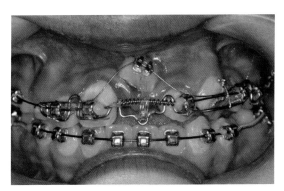

图5-8-24

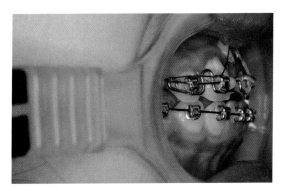

图5-8-25

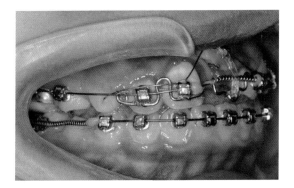

图5-8-26

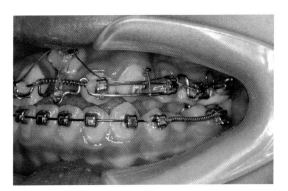

图5-8-27

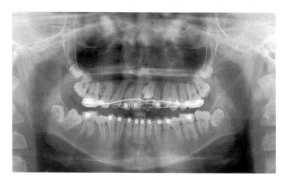

图5-8-28

4. 上颌装配正畸垂钓牵引辅弓矫治21埋伏阻生齿案例

（1）矫治阶段1（图5-8-29～图5-8-33）

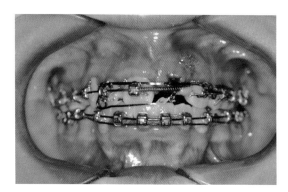

图5-8-29

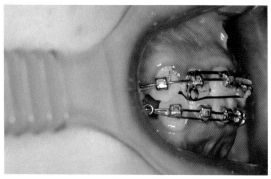

图5-8-30

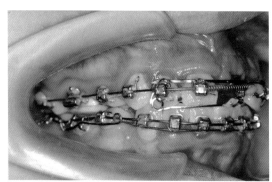

图5-8-31

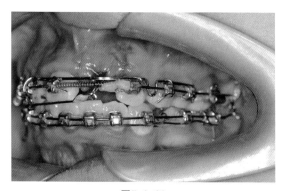

图5-8-32

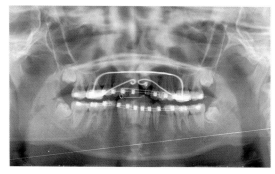

图5-8-33

（2）矫治阶段2（图5-8-34～图5-8-38）

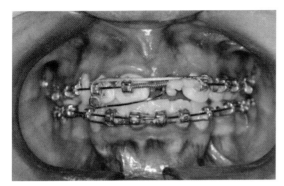

图5-8-34

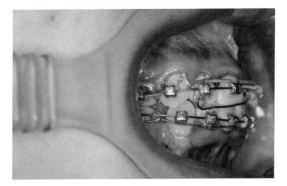

图5-8-35

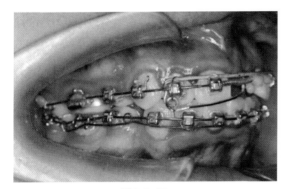

图5-8-36

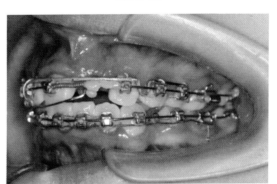

图5-8-37

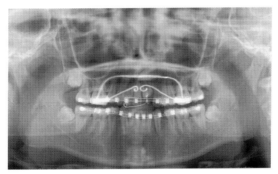

图5-8-38

5. 上颌装配正畸垂钓牵引辅弓矫治13埋伏阻生齿案例

（1）矫治阶段1（图5-8-39～图5-8-42）

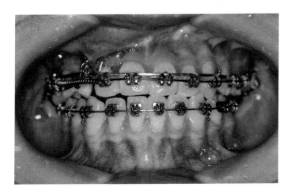

图5-8-39

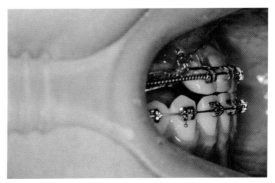

图5-8-40

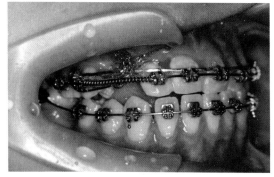

图5-8-41

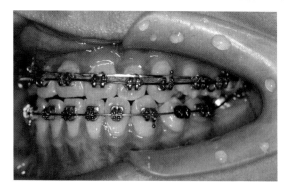

图5-8-42

（2）矫治阶段2（图5-8-43～图5-8-48）

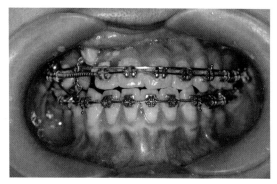

图5-8-43

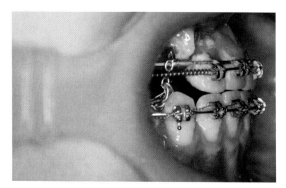

图5-8-44

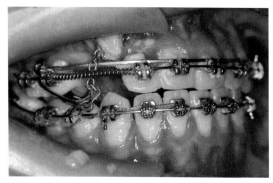

图5-8-45

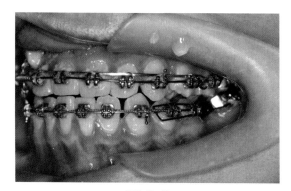

图5-8-46

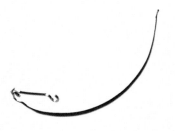

图5-8-47

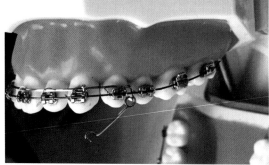

图5-8-48

第六章

正畸弓丝弯制作品选录

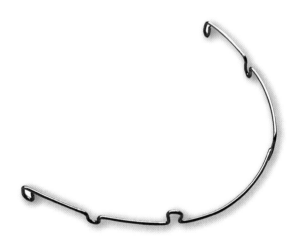

这一章收集了笔者近些年来在上海带教的进修医生以及上海迈植牙学院正畸系统班数届学员的正畸弓丝弯制的优秀作品（图6-1～图6-52），供读者学习实用正畸弓丝弯制技术及临床应用借鉴与参考。

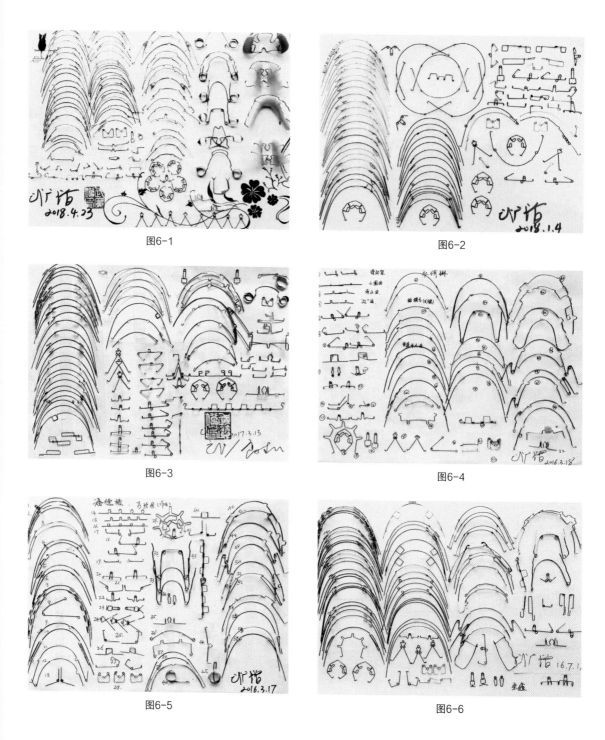

图6-1

图6-2

图6-3

图6-4

图6-5

图6-6

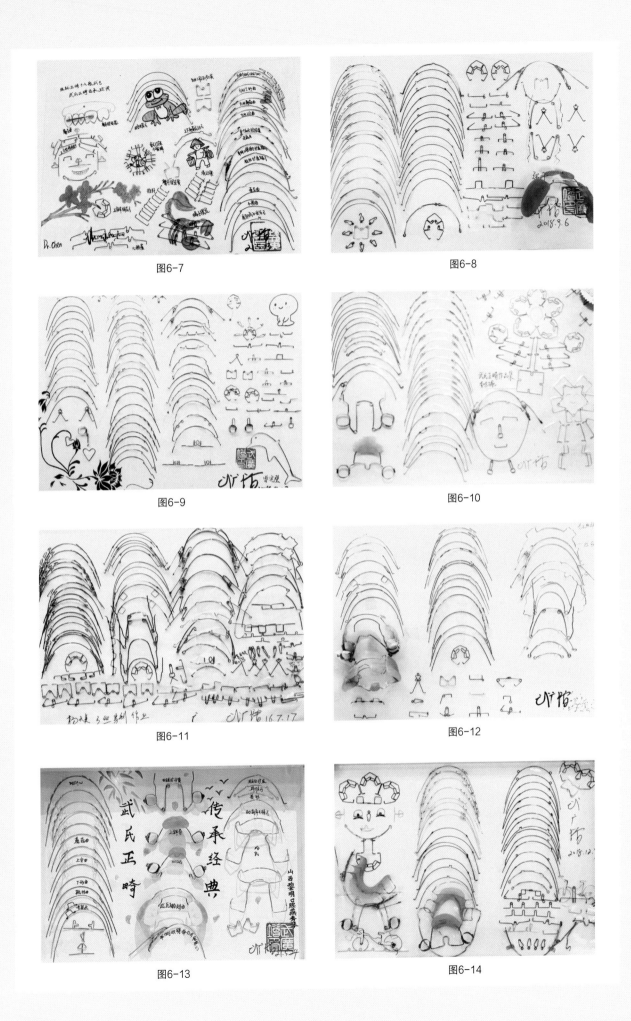

图6-7

图6-8

图6-9

图6-10

图6-11

图6-12

图6-13

图6-14

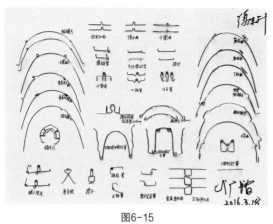

图6-15

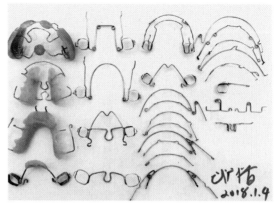

图6-16

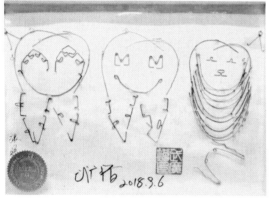

图6-17

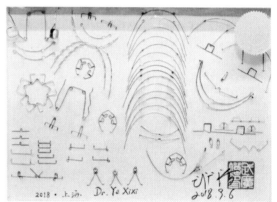

图6-18

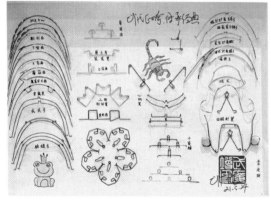

图6-19

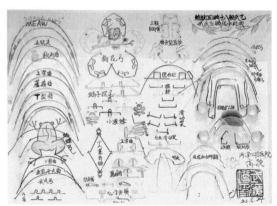

图6-20

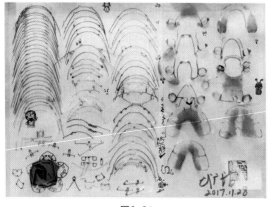

图6-21

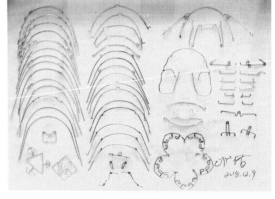

图6-22

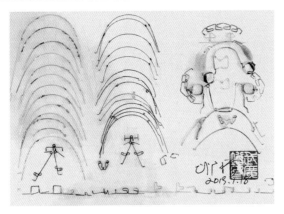

图6-23

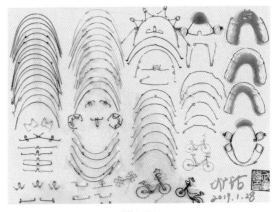

图6-24

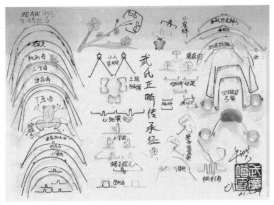

图6-25

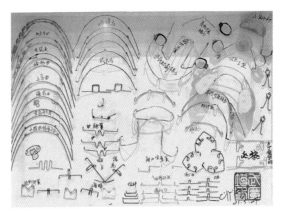

图6-26

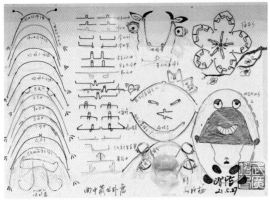

图6-27

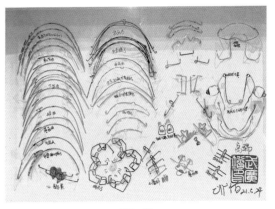

图6-28

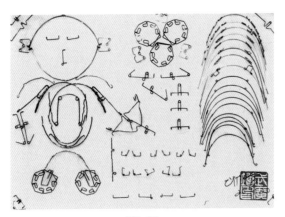

图6-29

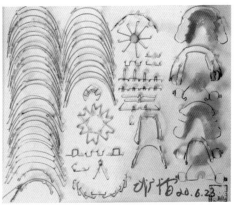

图6-30

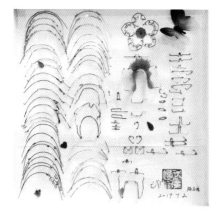

图6-31

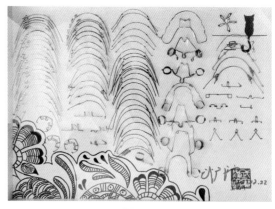

图6-32

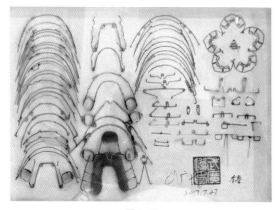

图6-33

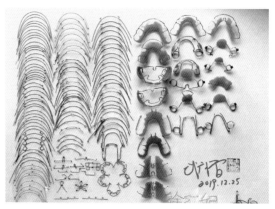

图6-34

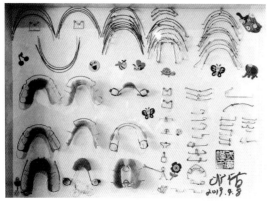

图6-35

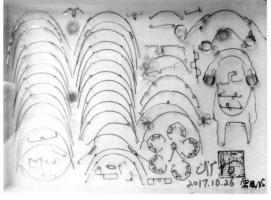

图6-36

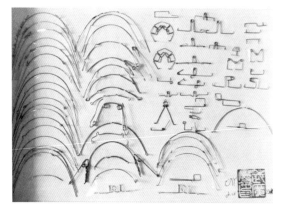

图6-37

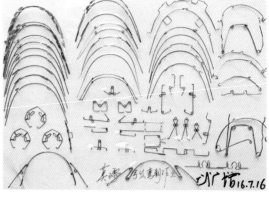

图6-38

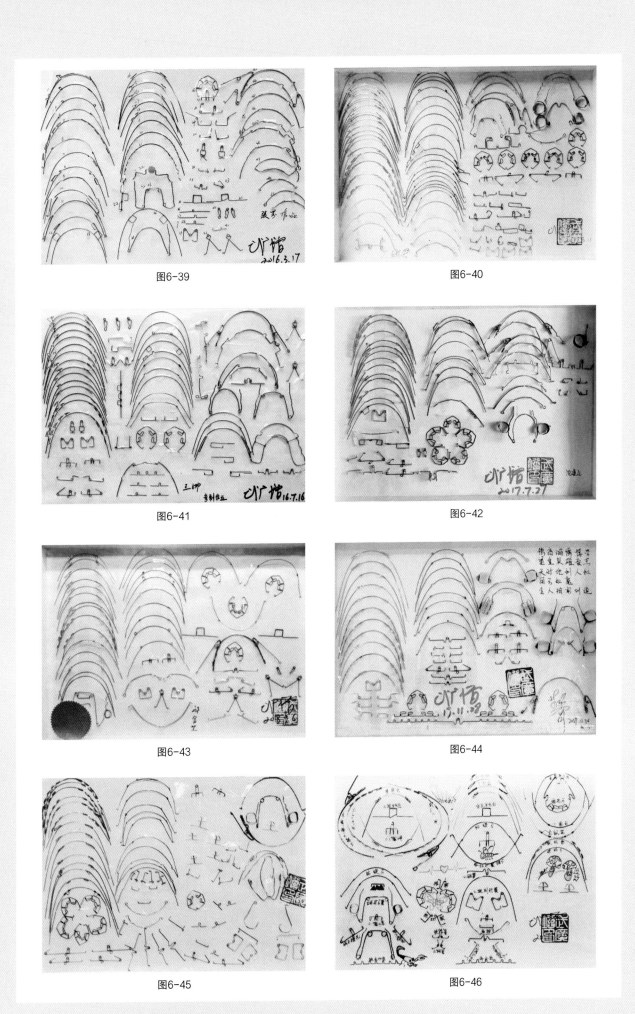

图6-39

图6-40

图6-41

图6-42

图6-43

图6-44

图6-45

图6-46

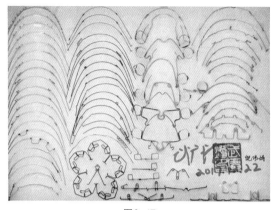

图6-47

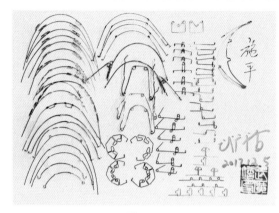

图6-48

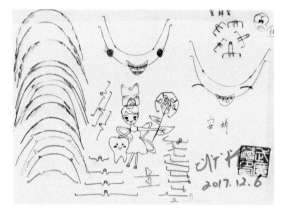

图6-49

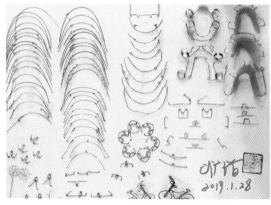

图6-50

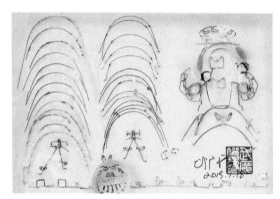

图6-51

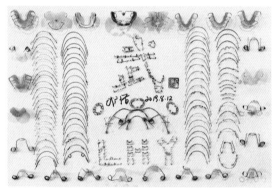

图6-52

参考文献

[1] 武广增, 沈真祥. 实用口腔正畸矫治方法与技巧[M]. 北京: 清华大学出版社, 2004.

[2] 武广增. 实用口腔正畸临床应用技术图谱[M]. 北京: 清华大学出版社, 2006.

[3] 武广增. 口腔正畸临床实用小技巧[J]. 中国实用口腔科杂志, 2008,1（6）: 372-374.

[4] 付民魁. 口腔正畸专科教程[M]. 北京: 人民卫生出版社, 2007.

[5] 武广增. 口腔正畸思路与临床操作技巧[M]. 北京: 科学技术文献出版社, 2010.

[6] 付民魁. 口腔正畸学[M]. 5版. 北京: 人民卫生出版社, 2007.

[7] 曾祥龙. 现代口腔正畸学诊疗手册[M]. 北京: 北京医科大学出版社, 2000.

[8] 段银钟. 口腔正畸临床技术大全[M]. 北京: 人民军医出版社, 2003.

[9] 张丁. 多曲唇弓矫治技术[M]. 北京: 中国中医药出版社, 2002.

[10] 李小彤. 口腔正畸治疗常用弓丝弯制技术[M]. 北京: 人民卫生出版社, 2010.

[11] 武广增. 实用口腔正畸弓丝弯制技术图谱[M]. 沈阳: 辽宁科学技术出版社, 2013.

[12] 武广增. 实用口腔正畸临床技术图谱[M]. 沈阳: 辽宁科学技术出版社, 2015.

[13] 姚森. 现代标准方丝弓矫治技术[M]. 西安: 世界图书出版公司, 1996.

[14] 武广增. 实用蛤蟆弓应用技术图谱[M]. 2版. 沈阳: 辽宁科学技术出版社, 2018.

[15] 武广增. 实用磨牙近中平移技术图谱[M]. 沈阳: 辽宁科学技术出版社, 2017.

[16] 罗颂椒. 当代实用口腔正畸技术与理论[M]. 北京: 科学技术文献出版社, 2010.

[17] 武广增. 口腔正畸特色技术临床思维[M]. 北京: 清华大学出版社, 2020.

[18] 武广增. 实用口腔正畸弓丝弯制技术图谱[M]. 2版. 沈阳: 辽宁科学技术出版社, 2020.